环境与健康系列

室内空气净化
与健康防护

中国疾病预防控制中心环境与健康相关产品安全所　组织编写
潘力军　唐　宋　主　　编

人民卫生出版社
·北　京·

图书在版编目（CIP）数据

室内空气净化与健康防护 / 中国疾病预防控制中心环境与健康相关产品安全所组织编写. -- 北京 ：人民卫生出版社，2024. 9. --（环境与健康系列）. -- ISBN 978-7-117-36866-7

Ⅰ. X503.1

中国国家版本馆 CIP 数据核字第 2024L4A732 号

环境与健康系列
室内空气净化与健康防护
Huanjing yu Jiankang Xilie
Shinei Kongqi Jinghua yu Jiankang Fanghu

组织编写：中国疾病预防控制中心环境与健康相关产品安全所
出版发行：人民卫生出版社（中继线 010-59780011）
地　　址：北京市朝阳区潘家园南里 19 号
邮　　编：100021
E - mail：pmph @ pmph.com
购书热线：010-59787592　010-59787584　010-65264830
印　　刷：北京盛通印刷股份有限公司
经　　销：新华书店
开　　本：889×1194　1/32　**印张：**3.5
字　　数：64 千字
版　　次：2024 年 9 月第 1 版
印　　次：2024 年 10 月第 1 次印刷
标准书号：ISBN 978-7-117-36866-7
定　　价：25.00 元
打击盗版举报电话：010-59787491　E-mail：WQ @ pmph.com
质量问题联系电话：010-59787234　E-mail：zhiliang @ pmph.com
数字融合服务电话：4001118166　E-mail：zengzhi @ pmph.com

《环境与健康系列——室内空气净化与健康防护》

编写委员会

主　编

潘力军　唐　宋

副主编

张宇晶　杨文静　高　昇　范耀春　屠鸿薇

编　委（按姓氏笔画排序）

王　姣　（中国疾病预防控制中心环境与健康相关产品安全所）

王　裕　（中国疾病预防控制中心环境与健康相关产品安全所）

王怀记　（武汉市疾病预防控制中心）

王佳奇　（中国疾病预防控制中心环境与健康相关产品安全所）

王政凯　（中国疾病预防控制中心环境与健康相关产品安全所）

王晓峰　（浙江省疾病预防控制中心）

尹　晋　（中国疾病预防控制中心环境与健康相关产品安全所）

邓富昌　（中国疾病预防控制中心环境与健康相关产品安全所）

叶　丹　（中国疾病预防控制中心环境与健康相关产品安全所）

刘　瑶　（中国疾病预防控制中心公共卫生管理处）

闫　旭　（中国疾病预防控制中心环境与健康相关产品安全所）

孙　玥（中国疾病预防控制中心环境与健康相关产品安全所）
苏　怡（上海市疾病预防控制中心）
李　晓（中国疾病预防控制中心环境与健康相关产品安全所）
李秀萍（山西省疾病预防控制中心）
李竞榕（中国疾病预防控制中心环境与健康相关产品安全所）
杨文静（中国疾病预防控制中心环境与健康相关产品安全所）
张宇晶（中国疾病预防控制中心环境与健康相关产品安全所）
范耀春（内蒙古自治区疾病预防控制中心）
黄润洪（中国疾病预防控制中心环境与健康相关产品安全所）
秦文彦（山西省疾病预防控制中心）
秦钰涵（内蒙古自治区疾病预防控制中心）
徐春雨（中国疾病预防控制中心环境与健康相关产品安全所）
徐艳龙（安徽省疾病预防控制中心）
高　昇（内蒙古自治区卫生健康综合监督保障中心）
高绪芳（成都市疾病预防控制中心）
郭　超（中国疾病预防控制中心环境与健康相关产品安全所）
唐　宋（中国疾病预防控制中心环境与健康相关产品安全所）
崔秀青（湖北省疾病预防控制中心）
屠鸿薇（广东省疾病预防控制中心）
谢　芳（喀什地区疾病预防控制中心）
谢曙光（湖北省疾病预防控制中心）
董家华（中国疾病预防控制中心环境与健康相关产品安全所）
廖　岩（中国疾病预防控制中心环境与健康相关产品安全所）
潘力军（中国疾病预防控制中心环境与健康相关产品安全所）

前言

经历过雾霾以及一些呼吸道传染病之后，人们逐渐对空气清洁关注起来，并且意识到这不仅关系到环境，更关乎人体自身的健康。一般情况下，公众在一天中绝大多数时间生活在室内，所以保持室内空气清洁，对公众的健康非常重要。如果室内的空气不清新就会引起各种各样的健康问题，例如甲醛等化学污染物浓度超标会对公众造成健康损害。

为了降低室内空气污染，更好地向公众普及室内空气净化的相关知识，我们组织撰写了《环境与健康系列——室内空气净化与健康防护》。本书共分为 4 章：第一章阐述了我国室内空气质量现状及主要污染物。第二章介绍了国内外的室内空气质量标准。第三章介绍了主要室内空气净化技术及其优缺点。第四章介绍了空气净化器的种类、关键技术指标、类型选择与维护及常见问题。

本书不仅适合普通公众阅读，也适合相关领域从业人员、科研工作者等参考。由于整理时间仓促，本书难免有不妥之处，敬请广大读者批评指正。

编者

2024年5月

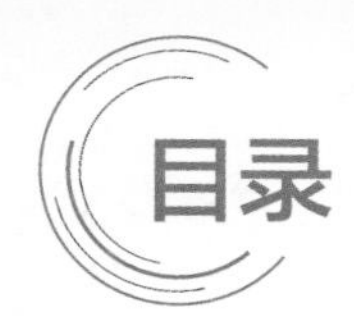
目录

第一章　概述

第一节　我国室内空气质量现状

根据世界卫生组织（World Health Organization，WHO）的研究，空气污染是人类健康面临的最大环境风险。大多数人 80% 以上的时间都待在气密性不断增加的建筑物室内，且室内污染物水平通常比室外高两倍。事实上，仅 2020 年室内空气污染就导致全球约 320 万人死亡，其中包括 23.7 万多名幼儿。室内空气污染物包括颗粒物、生物污染物和 400 多种不同的有机和无机化合物，其浓度与室外和室内环境因素相关，严重地威胁着公众的健康。

室内空气质量问题一直存在。在我国，早期主要是在广大农村和部分城市地区，家庭供暖和烹饪的炉灶中广泛使用固体燃料，以及居民存在的一些生活习惯，如使用翻炒和油炸方法烹饪、在居室内吸烟、使用无冲水系统的便盆等都会对室内空气质量产生影响。为了降低家庭能源使用和不健康生活方式对室内空气质量的影响，我国采取了改造炉灶和通风、开发和使用清洁能源、改变烹饪方法、避免室内吸烟等干预措施。这些措施有效提高了农村及部分城市地区的室内空气质量。

随着我国经济的高速增长和家庭收入水平的提高，公众越来越关注室内的装饰装修，给装饰装修行业带来繁荣的同时，也引发了严重的室内空气质量问题。一方面，由于室内装饰装修材料的相关标准还不完善，部分含有有害物质的材料和产品进入了市场，也进入了室内环境。另一方面，随着生活水平的提高，几乎所有的现代建筑都安装了空调系统。为了在使用空调过程中节约能源，多数建筑都设计并建造得非常密闭，显著减少了室内外空气交换的频率。因此，随着装修材料释放的污染物在室内积聚，恶化了室内空气质量，对人体健康构成严重危害。我国室内环境中最常见的污染物是甲醛、挥发性有机物、颗粒物和生物污染物。

一、甲醛

甲醛是人们熟知的室内空气污染物之一。室内甲醛浓度易超标。2018—2019 年在中国 15 个地市进行的一项室内空气质量调查表明，城市居室住宅内的甲醛超标率为 5.38%，乡村居室住宅内甲醛超标率为 3.44%。近年来，随着人们对室内空气质量重要性的认识不断提高，公众对健康、绿色、无毒的装饰和翻新材料的需求也在增长。

二、挥发性有机物

随着我国家庭对室内装饰的需求日益增强，挥发性有机物已成为主要的室内空气污染物之一，其浓度在装修后随着时间的推移逐渐降低。21 世纪初，我国室内挥发性有机物污染非常严重。2002—2004 年对我国 1241 户新装修住宅的挥发性有机物（volatile organic compound，VOC）浓度进行的一项调查显示，室内空气中总挥发性有机物的平均浓度高达 2.18mg/m^3，苯、甲苯和二甲苯是主要的 VOC 类型，平均浓度分别为 124.04μg/m^3、258.90μg/m^3 和 189.68μg/m^3。为了进一步控制 VOC 污染，我国大力推广使用不含有机溶剂的涂料和粘合剂，如水性涂料、粉末涂料、辐射固化涂料和热熔粘合剂。在装修过程中增加使用这些环保产品会大大减少室内挥发性有机物的污染。

三、颗粒物

我国室内颗粒物主要来源于室外，如燃料燃烧、车辆排放和大气中排放气体的转化。所以其污染程度与室外环境空气质量密切相关。依据中国气象局发布的《2022 年大气环境气象公报》，我国大气环境质量持续提高，但 2022 年仍出现 10 次沙尘天气过程，全国平均霾日数还有 19.1 天，这均会对室内空气中颗粒物浓度产生较大的影响。2018—2019 年一项室内空气质量调查显示，城市居室内 PM_{10} 超标率为 16.97%，$PM_{2.5}$ 超标率为 33.80%。农村居室内 PM_{10} 超标率为 16.36%，$PM_{2.5}$ 超标率为 37.39%。

四、生物性污染物

室内环境中的生物性污染物主要包括细菌及其产生的内毒素、真菌（真菌的孢子和细胞碎片）、病毒、尘螨和动物皮屑等。这些污染物主要以生物气溶胶的形式存在于空气中。2018—2019 年一项涉及 15 个地市、1143 户家庭居室的环境调查显示，室内环境超标样本比例最多的指标为真菌总数，达到 46.44%，菌落总数超标率为 9.35%。

第二节　室内空气污染主要来源

随着新技术、新材料日新月异的发展，室内环境污染物日益多样化和复杂化，其来源也十分广泛，包括装修材料、生活日用品、烹饪抽烟等居室内活动，以及室外空气污染物。

一、室内装饰装修材料

近些年来，越来越多的新型建筑材料和化工产品用于建筑及室内装修装饰工程，增加了室内空气污染的风险。《2021 年室内装修材料产品质量国家监督抽查情况通报》显示，抽查的1050批次室内装修材料产品中136批次产品不合格。比较常见的是企业使用的胶粘剂本身含有的游离甲醛较高，或采用了不合理的施胶工艺和热压工艺，导致未能充分反应固化而残留在板材中的游离甲醛在使用中持续性释放。与材料生产的新品类、新工艺增加相伴随的是室内装修、家具生产（包括整装家具安装）过程中普遍存在过量使用或不当使用胶粘剂、涂料、漆等装修装饰材料，这些行为也会产生室内空气污染问题。

二、日用化学品

居家生活中室内常常会用到一些日用化学品，包括清洁剂、消毒剂、驱蚊剂、空气清新剂、杀虫剂和木料防腐剂等，可产生四氯化碳、甲苯、二甲苯等有毒物质。

办公场所常用的复印机、打印机、胶水和粘合剂、无碳复写纸等办公产品与设备，在使用过程中，也会产生臭氧、苯乙烯、甲醛等，它们都是室内空气污染的重要来源，对健康存在较大的危害。

三、室内人员活动

室内人员的日常活动，包括做饭烹饪、燃烧蜡烛、使用壁炉、焚香、吸烟等，都会产生可吸入颗粒物，是室内空气污染的重要来源，会对居室内人员健康造成一定影响。以烹饪为例，我国烹饪方法通常包括热油炒、炸、煎等，这个过程会产生大量可吸入颗粒物。此外，天然气是城市家庭常见的燃料，燃烧过程会产生二氧化氮（NO_2）。在部分不太富裕的农村地区，价格低廉的木材、木炭等常常作为取暖和烹饪的燃料，燃料燃烧过程产生大量细颗粒物（$PM_{2.5}$）。$PM_{2.5}$ 是室内空气污染的主要来源之一。此外，在室内吸烟会造成严重的室内空气污染，不容轻视。

人在呼吸过程中排出的气体，人体皮肤、器官及不洁衣物、器具散发的不良气味等也是室内空气污染的重要来源。此外，如果在通风较差的室内环境中使用发电机和其他汽油动力设备、车库内的汽车尾气、居室内烟道堵塞等，均会导致一氧化碳浓度升高，从而造成空气质量下降。

四、家用电器、设备和设施

维护不当的设备和设施经常成为室内空气中的生物性污染物的重要来源。室内空气中的生物性污染物主要分为两类。一类是非致病性腐生微生物，包括芽孢杆菌属、无色杆菌属、细球菌属、放线菌、酵母菌等。另一类是致病性微生物，包括结核分枝杆菌、白喉棒状杆菌、溶血性链球菌、金黄色葡萄球菌、脑膜炎球菌、感冒和麻疹病毒等。生物污染物的主要室内来源包括饲养的宠物、房屋灰尘、有机废物以及供暖、通风和空调系统等。例如尘螨在家庭的地毯、家具、窗帘和室内潮湿阴暗的角落能快速繁殖。除此之外，屋内积水、未清洗的通风口和管道系统，以及从管道中渗漏的水等，都可能造成有害生物生长繁殖与传播。

五、室外空气污染物

正常情况下，室外环境空气质量会优于室内。但在某些特定条件下，室外环境空气污染程度可能比室内更严重。室外空气可以通过渗透、自然通风和机械通风等方式进入室内。在渗透过程中，室外空气通过墙壁、地板、天花板以及门窗周围的开口、缝隙进入室内。在自然通风状态下，室外空气通过打开的门窗进入室内。此外，还可以使用机械通风设备，包括间歇性地从单个房间（如浴室和厨房）排出空气的排气扇，以及新风系统。

第三节　室内空气污染物主要健康危害

室内空气的污染源可分为室外污染源和室内污染源。室外污染源是指室内空气污染来自室外空气。例如在雾霾天气时，大气中存在大量的 $PM_{2.5}$、PM_{10}、SO_2 等污染物，这些污染物可通过门窗缝隙进入室内。室内污染源是指污染物来自室内，比如室内物品或室内人员活动等。

一、颗粒物的健康危害

颗粒物在室内生活环境中无处不在。例如，有机颗粒物（植物纤维、毛发、皮屑、塑料等）、无机颗粒物（矿物、尘粒等）、生物颗粒物（花粉、真菌类等）。空气中可见的颗粒，有遮天蔽日的黄沙，有四处弥漫的烟雾，有烹饪时升腾的油烟，危害较大的是某些可入肺颗粒物，不能肉眼识别，甚至可以穿透血管沉积在肺里。

按照粒径大小，颗粒物一般可分为：

1. 总悬浮颗粒物　指粒径≤100μm的颗粒物。

2. 可吸入颗粒物　指空气动力学直径≤10μm的颗粒物。

3. 细颗粒物　指空气动力学直径≤2.5μm的颗粒物。

4. 可入肺颗粒物　指空气动力学直径≤1μm的颗粒物。

5. 超细颗粒物　指空气动力学直径≤0.1μm的颗粒物。

具体颗粒物大小以及对人体健康危害见表1-1。

表1-1　颗粒物大小以及对人体健康危害

名称	空气动力学直径/μm	对人体的危害
总悬浮颗粒物	≤100.0	属于降尘，只能在大气中停留较短的时间，对呼吸道黏膜组织产生刺激，引起炎症

续表

名称	空气动力学直径/μm	对人体的危害
可吸入颗粒物	≤10.0	悬浮时间长，能进入人体呼吸道，称为可吸入颗粒物或飘尘，可以进入上呼吸道，引起刺激过敏，简称“PM_{10}”
细颗粒物	≤2.5	可沉积在肺中，简称“$PM_{2.5}$”
可入肺颗粒物	≤1.0	可随气体透过肺泡膜进入血液中，危害更加严重，简称“PM_1”
超细颗粒物	≤0.1	部分可跨越血脑屏障进入大脑

颗粒物对健康的影响与其粒径、组成成分及浓度相关。

第一，颗粒物的粒径决定了颗粒物通过呼吸道进入人体的可能性，同时由于粒径不同，颗粒物在呼吸道沉积部位和滞留情况不同，进而对健康的影响程度不同。空气动力学直径大于10μm的颗粒物不易进入呼吸道；空气动力学直径为5～10μm的颗粒物多沉积在上呼吸道；空气动力学直径为2.5～5μm的颗粒物多沉积在细支气管和肺泡；空气动力学直径在2.5μm以下的颗粒物75%在肺泡内沉积；但小于0.4μm的颗粒物可以较自由地出入肺泡并随呼吸排出体外，因此在呼吸道的沉积较少。如上所述$PM_{2.5}$与PM_{10}相比，其易于滞留在终末细支气管和肺泡且某些组分还可穿透肺泡进入血液，因此同一来源的$PM_{2.5}$比PM_{10}对健康影响更大。

第二,颗粒物对健康的影响与颗粒物的组成成分密切相关。颗粒物吸附有机成分可作为佐剂诱发哮喘或加剧变态反应性鼻炎的症状;颗粒物中多环芳烃的含量与颗粒物的致癌活性相关;含有细菌、病毒、真菌等微生物的颗粒物可能引起呼吸道传染病的流行;吸附有害气体的颗粒物可以刺激或腐蚀肺泡壁,长期作用可使呼吸道防御功能受到损害;颗粒物上的某些金属成分还有催化作用,可以使大气中的某些污染物转化为毒性更强的二次污染物。如以颗粒物为载体的SO_2,可被颗粒物的金属氧化物催化为腐蚀性更强的SO_3,从而加重对肺部的损害。此外颗粒物中的多种化学成分可能还对健康产生联合毒性作用。

第三,理论上颗粒物的健康影响还与其浓度相关。但颗粒物的健康效应缺乏特异性临床表现,不同人群的遗传易感性存在一定的差异。此外,颗粒物的成分复杂,不同来源的颗粒物可能组成成分迥异,因而颗粒物成分对健康影响的交互作用及颗粒物健康风险评估是目前颇具挑战的科学问题。

二、化学性污染物的健康危害

室内空气的化学污染物不同于大气污染,主要来源于室内建筑和装饰材料,包括甲醛、挥发性有机物、苯及其同系物、三氯乙烯等。随着房屋装修的样式逐渐多样化，各种家具和装饰材料含有的危害人体健康化学物质可持续释放长达几十年，所以其对居住者的健康会产生长远影响。

（一）挥发性有机物

挥发性有机物（volatile organic compound，VOC），常用 VOC 表示，有时也用总挥发性有机物（total volatile organic compounds，TVOC）来表示。在日常生活中最常见的有苯系物、氯化物、有机酮、胺、醇、醚、酯、酸和石油烃化合物等。在常温下可以气体的形式存在于空气中，它的毒性、刺激性、致癌性和特殊的气味性，会影响皮肤和黏膜，对人体产生急性损害。

VOC 在室外主要来源于燃料燃烧和交通运输，而在室内则主要来自燃煤和天然气等的燃烧产物、吸烟、采暖和烹调等的烟雾、建筑和装饰材料、家具、家用电器和清洁剂等。在室内装修装饰过程中，VOC 主要来自油漆、涂料和胶粘剂。一般油漆中 VOC 含量在 $0.4\sim1.0mg/m^3$。由于 VOC 具有强挥发性，一般情况下，油漆施工后的 10 小时内，可挥发出 90%，而溶剂中的 VOC 则在油漆风干过程中只释放总量的 25%。

VOC 有臭味、刺激性，而且有些化合物具有基因毒性。目前认为，VOC 能引起机体免疫水平失调，影响中枢神经系统功能，出现头晕、头痛、嗜睡、无力、胸闷等自觉症状；还可能影响消化系统，出现食欲减退、恶心等，严重时可损伤肝脏和造血系统等。

（二）甲醛

在室内众多污染源中，甲醛占比较高，对人体危害也较大。早在1995年，甲醛就被世界卫生组织国际癌症研究机构（International Agency for Research on Cancer，IARC）确定为可疑致癌物。2004年6月IARC在其153号公告文件中，将甲醛由Ⅱ类致癌物质升为Ⅰ类致癌物质。

目前我国城市写字楼和家庭室内环境中的甲醛污染，主要是由建筑材料、装修材料和家具产生的，主要来源于以下4个方面：用作室内装饰的胶合板、细木工板、中密度纤维板、刨花板和复合地板等人造板材；含有甲醛成分的其他各类装饰材料，比如白乳胶、泡沫塑料、油漆和涂料等；室内装饰纺织品，包括床上用品、墙布、墙纸、化纤地毯、窗帘和布艺家具；混凝土外加剂。

甲醛的主要健康危害有对皮肤黏膜、呼吸道、眼睛产生严重的刺激作用。皮肤直接接触甲醛可引起过敏性皮炎、色斑、坏死，吸入高浓度甲醛时可诱发支气管哮喘。长期接触甲醛会导致细胞核的基因突变，DNA单链内交联和DNA与蛋白质交联及抑制DNA损伤的修复，可能引起慢性呼吸道疾病，月经紊乱、妊娠综合征，甚至会引起鼻咽癌、结肠癌、脑瘤、白血病等疾病。

（三）其他化学污染物

苯及其同系物主要来源于汽车尾气、燃烧烟草的烟雾、溶剂、油漆、打印机、粘合剂、墙纸、地毯和清洁剂等。苯会使红细胞、白细胞、血小板数量减少，并使染色体畸变，出现再生障碍性贫血，甚至导致白血病。孕期妇女吸入苯后，会导致胎儿的重量不足、骨骼延迟发育，还会导致胎儿的先天性缺陷。苯对神经系统的伤害表现为出现头痛、失眠、精神萎靡不振、记忆力减退等神经衰弱症状，另外对皮肤、黏膜等有刺激性作用。

氨气的主要来源有建筑施工，混凝土中加入的含有尿素的防冻剂，可以释放氨气，进入室内空气中；板材制品，有的含有脲醛树脂粘合剂，在室温条件下，缓慢释放氨气，进入室内空气中。短期吸入大量氨气后会出现流泪、咽痛、声音嘶哑、咳嗽、痰带血丝、胸闷、呼吸困难，伴有头晕、头痛、恶心、呕吐、乏力等症状。严重者可发生肺水肿、成人呼吸窘迫综合征。

三、生物性污染物的健康危害

室内生物性污染物是影响室内空气质量的一个重要因素，它可引发各种呼吸道传染病，对人体健康影响巨大。它们通常附着在尘埃上，随人们的活动或空气流动而传播。

（一）细菌

1. 军团菌　目前已知军团菌是一类细菌，可在天然水体、人工管道水和土壤中生存。研究表明，军团菌可在自来水中存活约 1 年，在河水中存活约 3 个月。能够导致军团病的是嗜肺军团菌，军团病的潜伏期为 2～20 天。主要症状为发热、伴有寒战、肌痛、头痛、咳嗽、胸痛、呼吸困难，病死率高达 15%～20%，不易与一般肺炎相鉴别。

2. 溶血性链球菌　在自然界中分布较广，存在于水、空气、尘埃、粪便及健康人和动物的口腔、鼻腔、咽喉中，可通过直接接触、空气飞沫传播或通过皮肤、黏膜伤口感染，被污染的食品如奶、肉、蛋及其制品也会造成感染。上呼吸道感染患者、人畜化脓性感染部位常成为食品污染的污染源。一般来说，溶血性链球菌常通过以下途径污染食品：食品加工或销售人员口腔、鼻腔、手、面部有化脓性炎症时造成食品的污染；熟食制品因包装不善而使食品受到污染。

3. 李斯特菌　李斯特菌是一种嗜冷菌，在 2～8℃的冰箱中，李斯特菌仍然可以繁殖，所以保存在冰箱中的食品，也有可能被李斯特菌污染，李斯特菌被称为“电冰箱中的杀手”。李斯特菌可以引发多种感染疾病，称为李斯特病。患者表现为畏寒、发热等中毒症状，甚至可并发脑膜炎、败血症、心内膜炎等。由于孕妇的细胞免疫功能下降，所以妊娠者比较容易感染李斯特菌，这种感染常发生在妊娠第 26～30 周，感染孕妇可出现发热、头痛、肌痛，表现为肝、脾、肺、肾、脑等脏器内播散性脓肿，可引起流产、早产、死胎和新生儿败血症。

（二）真菌

在江淮地区的梅雨季节，特别是夏季气温较高、湿度大，很适合霉菌的生长繁殖，从而危害生产、生活和健康。霉菌是一种能够在温暖和潮湿环境中迅速繁殖的微生物，其中一些能够引起恶心、呕吐、腹痛等症状，严重的会导致呼吸道及肠道疾病，如哮喘、痢疾等。霉菌侵害人体表皮可以引起各种癣，如头癣、足癣、花斑癣、鹅掌风、灰指甲等，往往反复发作，难以根治。霉菌进入血液可引起霉菌性菌血症（真菌血症），通过血液侵害脏器，严重的可夺去人的生命。有些霉菌的代谢物对人体危害也很大，例如小麦上的赤霉菌产的赤霉素，可引起人呕吐、腹泻；霉菌在玉米、花生米等食品上产生的黄曲霉毒素，具有很强的致癌性，是国际上公认的三大致癌物质之一。

（三）病毒

病毒是一种可以利用宿主细胞系统进行复制的微小，无完整细胞结构的亚显微粒子。病毒主要由核酸和蛋白质外壳组成。由病毒引起的人类疾病种类繁多，如伤风、流行性感冒（influenza，以下简称“流感”）、水痘、天花、获得性免疫缺陷综合征（acquired immunodeficiency syndrome，AIDS；即“艾滋病”）、严重急性呼吸综合征（severe acute respiratory syndrome，SARS）和禽流感（avian influenza）等。以新冠病毒为例，主要传播途径为经呼吸道飞沫和密切接触传播，在相对封闭的环境中经气溶胶传播，接触被病毒污染的物品后也可能造成感染。

（四）尘螨

尘螨是一种常见的微生物，是一种体型很小的节肢动物，通常为 0.2～0.4mm，肉眼是不易发现的。尘螨最适宜的生存温度是 25℃左右，湿度是 80%。尘螨是引起过敏性疾病的“罪魁祸首”之一。近年来，家庭装饰装修中广泛使用地毯、壁纸和各种软垫家具，特别是空调的普遍使用，为尘螨的繁殖提供了有利的条件。室内空气中尘螨的数量与室内的温度、湿度和清洁程度相关。因此，在日常生活中，应加强室内通风换气，保持室内干燥并有良好的采光。经常打扫，勤换洗被褥、沙发套、窗帘等，定期将被褥、衣服等拿到室外晾晒拍打，儿童的毛绒玩具定期清洗晾晒等方式都可以减少尘螨的孳生。

（五）宠物皮屑、毛发

宠物身上的病菌，可通过皮屑、毛发等媒介传播给人，从而导致疾病的发生，因此有些人群是不适宜养宠物的。有孕妇和儿童的家庭最好不要养宠物，孕妇不要与宠物亲密接触。如果孕妇被某些细菌感染，则可能引起胚胎的先天性缺陷，影响胎儿的神经系统、器官发育等。如决定要养，应尽量减少宠物带来的危害，并从正规的宠物店选择已接种过疫苗的宠物。

四、放射性污染物的健康危害

室内空气中放射性污染物主要是氡。氡是由放射性元素镭衰变产生的自然界唯一的天然放射性惰性气体，它没有颜色，也没有任何气味。

室内氡的主要来源是从建筑材料中析出的氡，即房屋建筑本身存在氡的污染。建筑物内氡的主要来源是房基土壤、花岗岩、砖沙、水泥等建筑材料；氡的来源还有建筑物下的地基岩层、土壤。地基土壤和岩石中常伴有高浓度的氡，氡通过地层断裂带，进入土壤，沿缝隙扩散到室内。一般楼层越低，氡含量相对越高。总的来说，建筑物内氡气大部分是建筑房子的石头和土壤里释放出来的，它是无色无味透明的放射性气体，在空气中它对人体并构不成危害，但是，它是带电的放射性物质，它可以吸附在空气中的尘埃上，当人们把这种尘埃吸入肺内后，就会增加患癌症的风险。

降低氡污染的主要措施有：

1. 在条件允许的情况下，新建住宅应尽可能避开高氡浓度背景区，以减少来自地基土壤和岩石释放的氡的影响。

2. 在建造房屋、购买房屋前，可以请有关机构做氡气测试，确定室内氡是否超标，从而提前做好预防措施。

3. 尽可能封闭地面、墙体的缝隙，地下室和一楼则更要注意，从而降低氡的析出量。

4. 在室内装修时，尽量少采用花岗岩石材、瓷砖等容易产生辐射和氡气的材料；选取时尽可能查看相关放射性检测合格证明。

第二章　室内空气质量标准

第一节　国外相关的室内空气质量标准

一、WHO 的全球空气质量指导值（air quality guidelines，AQG）

2021 年 9 月，WHO 发布了《全球空气质量指导值(2021)》。这是继《全球空气质量指导值(2005)》后，WHO 结合近年来全球空气污染影响人群健康的新标准，采用系统方法进行梳理和评估，从避免空气污染对人群健康影响的角度出发提出的对空气质量控制的新建议。2021 版在分析主要大气污染物对人体健康的风险基础上，沿用 2005 版的指标框架，对细颗粒物（$PM_{2.5}$）、可吸入颗粒物（PM_{10}）、臭氧（O_3）、二氧化氮（NO_2）、二氧化硫（SO_2）、一氧化碳（CO）六种主要空气污染物给出了空气质量的指导值，并针对污染物的特点给出了不同的过渡阶段目标值。对于每一种污染物，分别考察了人体在长期暴露下和短期暴露下的健康风险，根据人体健康对于不同污染物的反应机制，选择了不同时间尺度的评价指标，最长的时间尺度为年，最短的时间尺度为小时。以帮助降低空气污染物水平，减轻全世界因接触空气污染而造成的巨大健康负担。

《全球空气质量指导值（2021）》适用于全球的室外和室内环境，基本涵盖了人所处的所有环境，但不包括职业暴露环境。具体推荐值见表 2-1。

表 2-1　空气质量指标推荐值和阶段性目标

污染物	平均时间	阶段性目标值				AQG水平
		1	2	3	4	
$PM_{2.5}$/（μg·m^{-3}）	1年	35	25	15	10	5
	24h	75	50	37.5	25	15
PM_{10}/（μg·m^{-3}）	1年	70	50	30	20	15
	24h	150	100	75	50	45
O_3/（μg·m^{-3}）	峰值季（6个月）	100	70	—	—	60
	日最大8h	160	120	—	—	100
NO_2/（μg·m^{-3}）	1年	40	30	20	—	10
	24h	120	50	—	—	25
SO_2/（μg·m^{-3}）	24h	125	50	—	—	40
CO/（mg·m^{-3}）	24h	7	—	—	—	4

二、WHO 室内空气质量指南（WHO guidelines for indoor air quality：selected pollutants）

世界卫生组织（WHO）在2010年首次发布了关于室内空气质量的标准《室内空气质量指南——选定污染物》（以下简称《指南》），是世界卫生组织关于保护公众健康免受室内空气中常见多种化学物质所造成危害的指导方针。综合世界各个国家的情况，该指南阐述了9种室内特定污染物的来源、危害以及其指导阈值，包括苯、一氧化碳、甲醛、萘、二氧化氮、多环芳烃[主要是苯并（a）芘]、氡、三氯乙烯和四氯乙烯。这些污染物都存在明确的室内来源，且已知会对人体健康产生危害。此指南由全球60多名研究环境暴露的公共卫生专业人员及其他相关领域权威专家一致编制而成，为可能需要执行的法律标准提供了相关科学依据。

苯是一种对人类有遗传毒性的致癌物，苯的含量浓度达到17μg/m^{3}时，长期处在此环境中人患白血病的概率为1/10000。《指南》没有给出安全的苯的推荐限值，要求尽可能降低室内空气中苯的浓度。一氧化碳会导致与急性暴露相关的运动耐量降低和缺血性心脏病症状，《指南》确定了从15分钟到24小时的一氧化碳浓度限值以保护人体健康。《指南》将甲醛的推荐限值定为0.1mg/m^3（30分钟限值），以预防甲醛对人体肺功能可能产生的影响，以及降低鼻咽癌和髓系白血病的影响。萘在动物试验中出现了呼吸道病变导致的炎症及恶性肿瘤等情况,《指南》将室内空气中萘的限值定为 0.01mg/m^3(年均值)以防止其长期存在于空气中可能引起的恶劣影响。二氧化氮可能引起呼吸道疾病、支气管收缩及气道炎症等。苯并(a)芘(BaP)是多环烃混合物的新代表物质,目前尚无证据显示其对健康危害的具体浓度范围,空气中苯并(a)芘的浓度达到 8.7×10^{-5}ng/m^3 时,暴露在此环境中的人罹患肺癌的可能性急剧增加。空气中氡的含量达到 67Bq/m^3 时,引起人致命性危害的概率为 1/100。室内空气中三氯乙烯的浓度达到 230μg/m^3 时,人患癌症的概率达到 1/10000。另将四氯乙烯的年限值确定为 0.25mg/m^3 以防止其可能造成的早期肾脏疾病,具体推荐值见表 2-2。

表 2-2 室内空气特定污染物及推荐值

污染物	推荐值
苯	—
一氧化碳	100.00mg/m^3(15min 均值) 35.00mg/m^3(1h 均值) 10.00mg/m^3(8h 均值) 7.00mg/m^3(24h 均值)
甲醛	0.10mg/m^3(30min 均值)

续表

污染物	推荐值
萘	0.01mg/m³（年均值）
二氧化氮	0.20mg/m³（1h 均值） 0.04mg/m³（年均值）
多环芳烃	—
氡	100.00Bq/m³
三氯乙烯	—
四氯乙烯	0.25mg/m³（年均值）

第二节　国内相关的室内空气质量标准

一般情况下，人们每天约 80% 以上的时间在室内生活、学习、工作和休息，室内空气的质量直接影响着人们的身体健康。我国高度重视室内空气质量的卫生安全。2002 年，国家环境保护总局会同国家质量监督检验检疫总局、卫生部制定了 GB/T 18883—2002《室内空气质量标准》，该标准规定了温度等物理性参数、二氧化硫等化学性参数、菌落总数、氡等室内空气质量参数及检验方法。20 年来，我国经济和社会快速发展，各种新型装饰材料、家具和日用化学品迅速进入室内。与此同时，我国室内空气新污染物也不断涌现、污染特征日益复杂。GB/T 18883—2002《室内空气质量标准》已不能满足室内空气质量评价和管理工作的新需求。

2018年，国家卫生健康委召开《室内空气质量标准》修订工作第一次全体会议，正式启动对该标准的修订工作。2022年，经国家市场监督管理总局、国家标准化管理委员会批准，GB/T 18883—2022《室内空气质量标准》代替GB/T 18883—2002《室内空气质量标准》，于2023年2月1日起正式实施。

GB/T 18883—2022《室内空气质量标准》选择了室内普遍存在的危害健康较大的化学污染物，考虑温度、湿度、风速、新风量等物理性指标、生物性指标及放射性指标等评价室内空气质量的重要参数。最终共包括22项指标，涵盖物理性指标、化学性指标、生物性指标、放射性指标四大类。与GB/T 18883—2002《室内空气质量标准》相比，新增了细颗粒物（$PM_{2.5}$）、三氯乙烯和四氯乙烯三项指标，修订了二氧化氮、二氧化碳、甲醛、苯、可吸入颗粒物（PM_{10}）、细菌总数和氡7项指标，其余指标保持不变。各项指标均明确给出了标准限值、计量单位及对应的时间尺度。同时还优化了检测方法，增加了已发布的标准中能够满足室内空气质量检验的方法，保留了先进性、有效性仍能满足要求的原方法。优先纳入适用于室内的便携式仪器方法，选择低噪声采样设备，尽量减少采样时间。

我国流行病学研究显示，$PM_{2.5}$ 对人群具有健康危害。在此标准中，$PM_{2.5}$ 的 24 小时平均浓度限值为 50μg/m^3。流行病学研究表明，PM_{10} 的短期暴露会危害人体健康。该标准中 PM_{10} 的日平均限值为 0.1mg/m^3。$PM_{2.5}$ 与 PM_{10} 的限值均与 WHO《室内空气质量指南》中的第 2 过渡期目标值接轨，在此限值下可以更好地保护人群健康。甲醛 1 小时平均浓度限值为 0.08mg/m^3。根据我国居室二氧化碳浓度的实际情况，将二氧化碳的 1 小时平均限值定为 0.1%。通过综合考虑我国实际情况和不同地区经济水平的差异，确定苯 1 小时平均浓度限值为 0.03mg/m^3，未来可在我国经济发展水平允许的情况下再考虑进一步严格限制。根据文献调研，我国室内二氧化氮浓度范围在 0～0.87mg/m^3，平均浓度为 0.08mg/m^3。标准中二氧化氮 1 小时平均浓度限值为 0.2mg/m^3，进一步控制室内来源的二氧化氮水平。三氯乙烯和四氯乙烯具有明确的室内来源，也具有明确的致癌性流行病学证据。三氯乙烯的 8 小时平均浓度限值为 6μg/m^3，四氯乙烯的 8 小时平均浓度限值为 120μg/m^3。结合我国最近 20 年的室内空气中细菌总数浓度调查结果，基于保护人群身体健康的前提下，综合考虑社会、经济效益，将细菌总数限值定为 1500CFU/m^3。结合我国 GB/T 16146—2015《室内氡及其子体控制要求》、WHO 及国际放射防护委员会（International Commission on Radiological Protection，ICRP）的要求，氡行动水平年均限值为 300Bq/m^3。

该标准适用于住宅和办公建筑物，其他室内环境参照该标准执行。此标准的发布与实施是降低室内空气污染物浓度、减少室内空气健康风险的重要措施，对更好地控制我国室内空气质量，保护居民健康具有重要的指导意义。

第三章　室内空气净化技术

第一节　概述

一般情况下，人的一生大部分时间需要在室内度过，室内环境空气质量（indoor air quality，IAQ），尤其是居住建筑室内环境对人的身心健康有着重要的影响。但是随着室外空气污染加剧以及室内装修建材的过度使用，室内环境空气质量面临着严峻的“内忧外患”。依靠建筑的自然通风（渗透通风、开窗通风）可以引入新风达到稀释污染物的作用，随着建筑围护结构气密性的提高，室外空气污染加剧和室内环境的热舒适性要求减少开窗的时间和频次，使得单纯依靠自然通风提高室内环境质量的效果受限。目前，自然通风、自然通风＋空气净化器、机械通风成为目前最普遍采用的三种通风净化方式。

第二节　通风

一、自然通风

自然通风是指利用自然风压、空气温差、空气密度差等手段对建筑室内进行通风换气的一种通风方式。自然通风是一项古老的技术，其与人类进化史、建筑史有着紧密的联系，从自然通风的成因来看，可以分为风压作用和热压作用。风压作用是指当风吹过建筑物时会在建筑迎风面上形成正压力，与此同时流过建筑的气流会在建筑的背风侧卷吸表面空气形成负压区，而风压作用下的自然通风正是利用这一压差实现建筑的自然通风。热压作用是指由于建筑的保温特性会使建筑内外形成温度差，由于温度差的存在，使得内外空气密度不同形成密度差，这样相同体积的气体会出现浮升力差，从而在建筑中形成所谓的“烟囱效应”。压差作用下的压差通风正是利用这一效应进行有效的通风。在现实状况中风压作用和热压作用常常同时存在，时而互相叠加，时而互相抵消。其受室内外天气状况、建筑特性、用户习惯等多方因素影响。

自然通风具有适用范围广、经济等优点是目前建筑中广泛采用的一种通风方式。但是随着建筑节能标准的推广、居民健康意识增强及城市快速发展造成的环境污染等原因，自然通风也暴露出一些无法调节的矛盾及问题。建筑节能的要求,使得目前的建筑维护结构气密性越来越好,原本依靠建筑围护结构而进入室内的渗透通风量越来越少,与此同时快速的城市化进程,导致室外环境(颗粒物、道路噪声等)不适于住户进行开窗自然通风。为了满足室内新风量的要求,有不少家庭安装了空气净化器、新风系统或机械通风系统,来提升室内空气的质量。

二、机械通风

依靠风机提供的风压、风量,通过管道和送、排风口系统可以有效地将室外新鲜空气或经过处理的空气送到建筑物内,还可以将建筑物内受到污染的空气及时排至室外,或者送至净化装置处理合格后再予排放。这类通风方法称为机械通风。

在住宅中常见的机械通风形式大体可以分为两类:正压式系统和负压式系统。其中正压式系统按照气流特性可以分为双向流系统和单向流系统。双向流机械系统结构较为复杂,分为送风流侧支路与排风流侧支路,分别由各自管道风机提供压头动力实现气流的流动。两项气流会经过机组内换热芯体进行显热/全热交换,实现排风中部分能量的回收。一般情况下,引入建筑的新风常常会分出不同的支路,将新风引入不同功能分区的房间,也会根据房间的需要调整送风比例。排风侧常常将厨房、卫生间、客厅的空气汇总引出室外,达到气流流动,维持室内相对的正压。单向流机械系统结构较为简单,常常会应用于既有建筑改造。壁挂式新风机是目前市场上较为普遍的系统形式,新风经由新风管道引入新风机,经过过滤处理后送入室内。该系统较为简单往往安装于卧室或客厅用于提高室内空气质量。负压式系统形式较为常见,该系统采用风机使安装房间形成负压,从而汇集其他房间空气排出,形成建筑内的空气流通。按照机械通风系统的送风量可以分为恒流式通风系统和变流式新风系统。恒流式通风系统较为简易(如卫生间排风器、室内换气扇),利用轴流风机为房间提供一个恒定的气流量。而变流式新风系统较为复杂,往往针对改善室内空气品质而设计,常见的产品中多级分档调节风量较多,也有少部分产品采用无级风量调节,用于满足住户的不同使用需求。

三、新风系统

新风系统是指通过设置具有送(排)风功能的机械设备及管道、附件,可结合自然通风措施,为室内有组织地提供新鲜空气的系统形式。

目前新风系统按送、排风的方式不同可分为三种:

1. 机械进风,自然排风单向流新风系统

此系统主要配合自然排风口由风机通过风管将室外新风送入室内。风机运转送入气流后,室内相对室外为正压环境，新风在压力差作用下将室内污浊空气经预留的窗缝、门缝等处自然排出，在风机入口设置防雨百叶、电动风阀、过滤装置、空气净化装置、预热装置、冷热盘管、加湿装置等可实现对新风简单的过滤净化、控温调湿。

2. 自然进风，机械排风单向流新风系统

采用此种新风系统形式，风机运转时，室内空气通过与风机连接的排风口连续不断地排至户外，室内同时会产生负压效应，新鲜空气则通过新风口直接补充进室内。

3. 机械进风，机械排风双向流新风系统

双向流新风系统由送、排风机提供动力，分别通过送、排风管道，将室外新鲜空气送入室内并将室内污浊空气排至室外，送、排风均可经由热交换器进行能量回收。此种新风系统也可设置空气过滤净化装置、预热装置、冷热盘管、加湿装置等。

第三节　过滤

一、原理

过滤是一种传统的空气净化方法，它利用惯性碰撞、布朗扩散、拦截效应、重力效应和静电效应将颗粒状污染物捕集到滤膜等过滤材料中。一般来说，粒径较大的颗粒主要靠惯性碰撞被捕获，中等粒径的颗粒由于拦截效应被捕获，粒径较小的颗粒具有明显的布朗扩散效应，通常由于扩散到过滤材料的表面而被黏附和捕获。

最常见的过滤材料大都由纤维材料制成，如玻璃纤维、合成纤维、石棉纤维等。过滤器的效率级别可分为：粗效过滤器、中效过滤器、高中效过滤器、亚高效过滤器、高效空气过滤器和超高效空气过滤器（high efficiency particulate air filter，HEPA）和超高效空气过滤器（ultra low penetration air filter，ULPA）。HEPA材料对颗粒的捕捉能力很强，因为它们额定风量下的过滤效率不低于99.95%。ULPA过滤器对直径为0.12～0.17μm的颗粒具有超过99.999%的过滤效率。HEPA高效微粒滤网展开后面积比折叠时增加约14.5倍，滤净效能与其表面积成正比。因此，其滤除可吸入颗粒物的效果非常好，见图3-1。

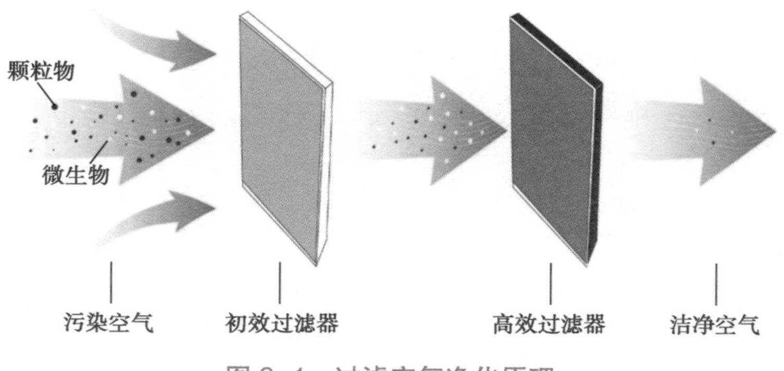

图3-1　过滤空气净化原理

二、特点

通过对不同种类过滤技术的研究发现，影响过滤效率的因素主要有滤料种类和性能、颗粒大小、过滤面积、过滤风速、滤料孔径等。除了滤料本身性能外，增加过滤面积，也有利于过滤效率的提高。在净化器中高效过滤器通常以折叠纸的形式出现，以增大其过滤面积。非织造纳米纤维材料是一种新兴的过滤材料，具有极高的过滤效率。对其研究发现，在过滤较小颗粒物时其过滤效率优于 HEPA。此外，驻极体处理过的滤材在拦截的基础上，还可以进一步增强静电力对颗粒的吸引和黏附，从而提高过滤效率。

为了克服单一类型过滤材料的缺点，可以通过使用多个过滤材料相互叠加来提高过滤效率。例如，在市售的空气净化器中，通常将预过滤器和 HEPA 配合使用，通过预过滤器截留空气中相对较大的颗粒物避免堵塞 HEPA 孔隙，以增加 HEPA 使用寿命，延长更换周期。

三、优缺点

过滤技术可以有效去除室内空气中颗粒物污染，其优点包括：去除效率高、初始成本低、结构简单、在正常维护情况下一般不会产生二次污染物。

过滤技术的缺点也十分明显，HEPA 风阻大，从而增加能耗和噪声；在长期使用后滤网上会集聚灰尘和细菌，在湿度适宜时细菌会繁殖，导致空气净化器出风中微生物浓度超标。HEPA 多采用超细玻璃纤维高效滤纸制成，不可清洗，一般 3～6 个月要更换一次，增加了后期维护成本。

四、应用场景

过滤技术主要用于去除室内空气中颗粒物，能够去除颗粒物的最小直径约为 0.1μm。因此，对微生物中体积较大的细菌（直径 0.2～10μm）也有较好的去除效果，但对于体积更小的病毒（直径 0.01～0.3μm）则相对较差。过滤技术一般对气态化学污染物，例如甲醛、苯系物、氨等是无效的。

第四节 吸附

一、原理

吸附是由于吸附剂和吸附质分子间的作用力引起的，根据作用力的不同，可分为物理吸附和化学吸附。物理吸附主要靠分子间的范德瓦耳斯力，把吸附质吸附在吸附剂表面，是可逆过程，只能暂时阻挡污染而不能消除污染。当吸附条件改变，如降低气相中吸附质的分压力或提高被吸附气体的温度，吸附质会迅速解吸。因此，低温对物理吸附是有利的。化学吸附是依靠固体表面与吸附气体分子间的化学键，是化学作用的结果，其作用力大大超过物理吸附的范德瓦耳斯力，往往是不可逆的过程，而且化学吸附速度会随着温度的升高而增加。通常情况下，挥发性物质的分子与吸附剂发生化学反应生成非挥发性的物质，这种机理可使得低沸点的物质如甲醛被吸附掉。值得注意的是，同一物质在较低温度下可能发生物理吸附，而在较高温度下往往发生化学吸附，也可能两种吸附方式同时发生。

二、常见的吸附材料

一般来说，常用的吸附材料有活性炭、活性氧化铝、硅胶和分子筛等。其中，活性炭在空气净化领域中是最常用的吸附剂。

（一）活性炭

活性炭是利用木炭、木屑、椰子壳一类的坚实果壳、果核及优质煤等做原料，经过高温炭化，并通过物理和化学方法，采用活化、酸性、漂洗等一系列工艺而制成的黑色、无毒、无味的物质。其比表面积一般在 500～1700m^2/g 之间，高度发达的孔隙结构——毛细管构成一个强大吸附力场。当气体污染物碰到毛细管时,活性炭孔周围强大的吸附力场会立即将气体分子吸入孔内,达到净化空气的作用。

(二)活性氧化铝

活性氧化铝为γ型氧化铝,一种多孔性物质,每克的内表面积高达数百平方米。在石油炼制和石油化工中是常用的吸附剂、催化剂和催化剂载体;在工业上是变压器油、涡轮机油的脱酸剂,还用于色层分析;在实验室是中性干燥剂。

(三)硅胶

硅胶的主要成分是二氧化硅,根据其孔径的大小分为:大孔硅胶、粗孔硅胶、B型硅胶、细孔硅胶。由于孔隙结构的不同,其吸附性能各有特点。粗孔硅胶在相对湿度高的情况下有较高的吸附量,细孔硅胶则在相对湿度较低的情况下吸附量高于粗孔硅胶,而B型硅胶由于孔结构介于粗、细孔之间,其吸附量也介于粗、细孔之间。大孔硅胶一般用作催化剂载体、消光剂、牙膏磨料等。

(四)分子筛

分子筛是一种硅铝酸盐,主要由硅铝通过氧桥连接组成空旷的骨架结构,在结构中有很多孔径均匀的孔道和排列整齐、内表面积很大的空穴。此外还含有电价较低而离子半径较大的金属离子和化合态的水。

由于水分子在加热后连续地失去，但晶体骨架结构不变，形成了许多大小相同的空腔，空腔又有许多直径相同的微孔相连，比孔道直径小的物质分子吸附在空腔内部，而把比孔道大的分子排斥在外，从而使不同大小形状的分子分开，起到筛选分子的作用，因而称作分子筛。沸石和分子筛都是水合的K、Na、Ca、Ba的硅铝酸盐。从化学成分上说是一样的。结构上也差不多，他们的主要区别是在用途上，沸石一般是天然的，孔径大小不一，只要有空泡就可以防止爆沸。而分子筛的功能要高级得多，比如筛选分子、做催化剂、缓释催化剂等，因而对孔径有一定的要求，经常是人工合成的。

三、影响吸附效能的因素

影响吸附效率的主要因素包括多孔材料的比表面积、多孔材料的厚度、气流速度、污染物浓度水平、温度、湿度和风速等环境因素。增加多孔材料的比表面积和厚度，降低气流速度，有利于提高吸附效率。室内环境中较高的相对湿度会降低吸附效率。此外，当室内空气中存在多种有机成分时，会产生竞争吸附，从而造成对一种污染物的吸附抑制其他气体污染物的有效吸附。

活性炭存在两种形式，即颗粒状和粘合状。研究表明二者吸附性存在差别，颗粒活性炭在相同的使用时间内吸附能力强于粘合活性炭。

四、优缺点

最常使用的吸附材料是活性炭。活性炭的比表面积可达 500～1000m²/g，活性炭纤维可达 1500m²/g 以上。当气体被微孔吸附，可起到净化作用。活性炭具有良好的吸附性能，是一种广谱吸附剂，可吸附大多数气态污染物。

吸附一旦达到饱和，稳定性很差，容易脱附，当温度、风速升高到一定程度的时候，所吸附的污染物就有可能游离出来，再次进入室内造成二次污染，所以需要经常更换滤芯。如果要延长活性炭更换周期，须加大活性炭的用量，增加厚度，但会造成设备阻力增大，降低净化器的能效。

此外，活性炭对极性化合物的吸附能力不强。研究表明，通过对活性炭内表面进行改性，可以增加对极性化合物的吸附能力。有学者研究了湿氧化改性法对活性炭吸附能力的影响，结果表明经 H_2O_2 处理后，活性炭比表面积和微孔容积均增加，尤其是用质量分数为 30% 的 H_2O_2 处理后其对低浓度苯和丁酮的吸附性能显著增强。采用活性炭浸渍某些活性化学物质溶液如钯、铂、银等或与这些化学物质混合以后制成的复合净化材料，对室内环境中的多种挥发性有机物都具有较好的催化、分解、中和及吸附作用。

尽管吸附法对挥发性有机物（VOC）等有机污染物去除效率存在差别，但总体而言，吸附法仍然被认为是去除室内有机污染物的最佳方法。有研究表明，使用活性炭或碳纳米复合材料作为吸附材料时对苯系物的去除率可达到 90%。

五、应用场景

活性炭对各种气态污染物均有很强的吸附能力，如对苯、甲苯、二甲苯和四氯化碳等，其中对苯系物的吸附效果最佳。活性炭的吸附容量由大至小的排列顺序：苯、甲苯、酚、丙酮、氯、甲醛、氨、二氧化硫、一氧化碳、二氧化碳。在正常的环境条件下，活性炭对一氧化碳和二氧化碳没有吸附效果；对甲醛、氨、二氧化硫也几乎不吸附或者吸附容量很低；对硫化氢的吸附容量仅为 1%；对丙酮的饱和吸附容量为 10%～25%；对苯、甲苯、酚的饱和吸附容量为 20%～50%。因此，新装修的房间或场所多采用活性炭或活性炭为主的空气净化器进行除味。

第五节　高压静电技术

一、原理

高压静电技术净化空气的原理是利用高压直流电

场电晕放电，产生自由离子，吸附在空气中的尘粒上使其带电，再在电场作用下沉积到集尘板上，从而降低空气中颗粒物污染物的浓度。

离子化装置采用阳极电晕放电产生正离子，目的是使颗粒物迅速而有效地带上正电荷。集尘装置使带电颗粒物从电场通过，迅速地被吸附在负极上，见图 3-2。

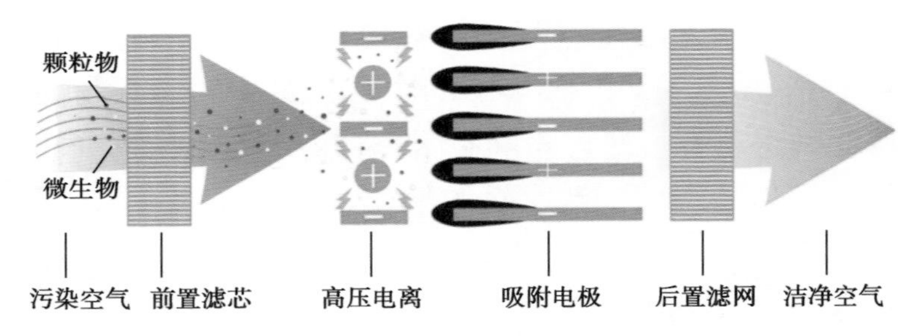

图 3-2　高压静电空气净化原理

二、特点

高压静电技术可应用于颗粒污染物的净化。有研究表明，静电吸附空气净化器（静电式空气过滤器）对空气中颗粒物、细菌、病毒等微生物都具有良好的去除效果，去除颗粒物的直径可以小至 0.01μm。单级静电除尘净化器对直径大于 2μm 的颗粒物的除尘效率达到 92.78%，对直径大于 5μm 的颗粒物去除率可达 94.5%。

影响高压静电技术净化效率的最重要因素为电源

电压,电源电压越高,可去除的污染物直径越小。

与过滤技术相比,高压静电技术去除颗粒物的直径可以小至 0.01pm。但由于电晕放电可能会产生过量的臭氧,如果控制不好的话,浓度会超过室内空气质量标准要求,从而对人体健康产生危害。降低臭氧产生量是高压静电技术的一个重要研究方向。此外,静电吸附式空气净化器对甲醛、苯系物、氨等气态污染物是没有去除效果的。

三、应用场景

高压静电技术广泛应用于医院、公共场所、企业、事业单位等办公场所。高压静电技术不仅可以去除室内空气中颗粒物,还可以有效去除室内空气中细菌和病毒等微生物。

第六节 光催化氧化技术

一、原理

光催化氧化技术是近几年来发展较快的一项技术,在太阳光或照射光源的激发下,光催化材料表面发生氧化还原反应,在表面形成强氧化性的氢氧自由基和超氧阴离子自由基,可强效分解各种具有不稳定化学键的有机化合物和部分无机物,将其最终降解为

H_2O 和 CO_2 等无害的小分子物质,并可破坏细菌的细胞膜和使病毒失活。光催化氧化技术的本质是在光照和催化剂的作用下使空气中的污染物发生氧化还原反应降解为无害的小分子化合物,如水和二氧化碳,见图 3-3。

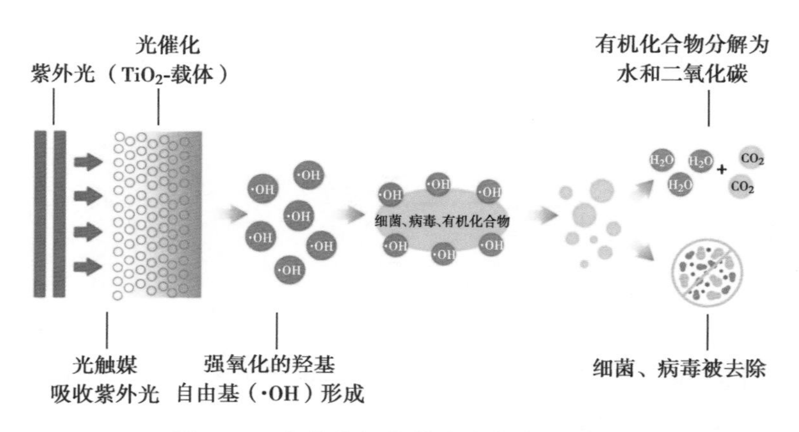

图 3-3 光催化氧化技术空气净化原理

激发光源和催化剂是引发光催化反应的必备条件。催化剂是具有催化功能的半导体材料的总称,在光的照射下自身不发生变化,却可以促进化学反应。目前激发光源一般采用紫外光,少数催化剂可以直接利用可见光。光催化氧化技术多使用波长范围在 351 ～ 400nm 的紫外光。催化剂一般采用二氧化钛（TiO_2）、纳米氧化锌（ZnO）等氧化物,以及硫化镉（CdS）等硫化物或者贵金属（例如铂、铑、镍等）。其中纳米二氧化钛作为最早应用于空气净化的光催化剂,其光催化活性高、耐腐蚀、对人类无毒无害，是在空气净化技术中研究较深入和应用较广泛的一种光催化剂。

二、特点

光催化剂的类型、结构、粒径大小是影响光催化效率的关键因素。通过半导体复合、贵金属沉积和离子掺杂等方式改善光催化剂表面的性能，制备改性光催化剂，可以进一步降低活化能，提高净化效率。除此之外，在 TiO_2 光催化剂表面通过聚合反应添加一些新的基团，可以增强光吸收作用，提升杀菌效果。

污染物初始浓度、光源频率及强度、空气湿度和通过催化剂材料表面的空气流速等也会对光催化剂净化效率产生影响。实验研究表明，光催化氧化技术对空气污染物的降解与其浓度有关，低浓度的甲醛可完全被光催化分解为 H_2O 和 CO_2，而在较高浓度时，则先被氧化成 HCOOH 等中间体，然后再分解成 H_2O 和 CO_2。在更高的气体流速下产生的副产物浓度降低，同时降解有机物的效率也有所下降。各种研究结果表明，当有足够的紫外线照射且光催化剂与空气充分接触时，光催化剂可以表现出更好的净化效果。

光催化氧化技术不仅能有效杀灭细菌和病毒，而且对包括 VOC 在内的多种有机污染物均具有较高的去除率。然而,光催化氧化技术在使用过程中存在产生臭氧和泄漏紫外线的风险。此外,光催化剂较高的更换成本限制了该技术的广泛应用。

三、应用场景

光催化氧化技术可以有效净化室内空气中有机污染物,并且可以杀灭病原微生物,因此多用于室内装修后去除室内空气中气态污染物。

第七节　等离子空气净化技术

一、原理

等离子空气净化原理是在外加电场的作用下,介质放电产生的大量携能电子轰击污染物分子,使其电离、解离和激发,然后便引发了一系列复杂的物理、化学反应,使复杂大分子污染物转变为简单小分子安全物质,或使有毒有害物质转变成无毒无害或低毒低害的物质,从而使污染物得以降解去除,见图3-4。它是近年来开发用于工业除硫脱硝的新技术,具有节约能源和高效率的优点。目前,这项技术已经被用于净化室内空气污染物。此外,等离子体还具有杀灭某些孢子、杆菌和霉菌以及室内除臭脱臭等功能。

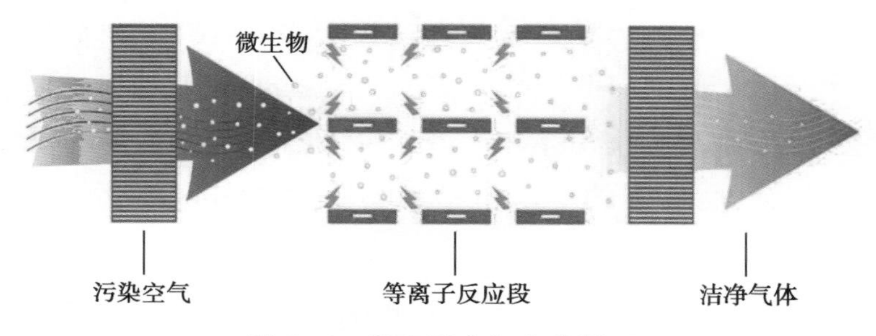

图 3-4 等离子空气净化原理

等离子体是一种聚集态物质，它有别于常识中的固、液、气三态物质，是物质的第四态，其所拥有的高能电子同空气中的分子碰撞时会发生一系列基元反应。在常温下，通过高压、高频脉冲放电等方式可以获得低温等离子体。等离子体是由一团高度电离的气体组成，其中包含电子、正离子、氧化剂和自由基，能够降解有机污染物（化学效应）、沉淀颗粒物（物理效应）以及杀灭病原体（生物效应）。

二、特点

等离子体发生器会对能源利用效率和净化效果具有显著影响，如电极、放电长度和位置。研究表明使用不同材料作为内电极（即钛、不锈钢和氧化钛）去除干燥空气中苯的效果，氧化钛电极的苯去除效率更高；电极的形状也能够影响 VOC 的转化效率，与使用柱形和杆形电极相比，圈形电极反应器对苯的去除效率更高。实验还研究了放电试验，空气间隙范围为

1～5mm时对三氯乙烯的去除率的影响，结果发现，在1～3mm范围内的较短间隙对三氯乙烯的去除效果更好。此外，污染物的浓度、进入反应器的气体流速和氧气含量、反应器的功率也是影响等离子净化效率的重要因素。

等离子空气净化技术具有处理时间短、效率高的优点，并且可以有效去除空气中的真菌孢子和细菌。

然而，与光催化氧化技术相比，等离子体空气净化技术导致了O_3、氧化中间体等其他副产物的生成，这些副产物可能也会对人类健康造成危害。目前一些学者把等离子体空气净化技术和光催化氧化技术结合起来，使低温等离子体技术得到了优化。此外，等离子发生设备价格昂贵，其能耗较高，不利于广泛使用。

三、应用场景

等离子空气净化技术是一种对室内空气杀菌消毒型的空气净化装置，同时它也能去除空气中的可吸入颗粒物和多种由生物性污染引起的异味，可用于雾霾天气等场景。

第八节　负离子技术

一、原理

负离子技术净化空气的原理是由直流高压在电极间发生电量放电，使空气中气体分子受到能量激发，其外层电子可越出轨道形成正离子，越出的自由电子附着在另一种气体分子上，形成负离子。负离子净化空气的效果主要通过如下方式实现：①负离子与颗粒物污染物结合形成"重离子"，沉降或吸附在物体表面，从而达到降低室内空气中颗粒物浓度的效果；②负离子还具有还原性，还原氮氧化物、香烟等产生的活性氧自由基，减少活性氧自由基对人体的危害；③负离子可以使细菌表层电性两极发生颠倒、促使细菌死亡，从而实现杀菌效果。

负离子空气净化技术在20世纪70年代末美国等西方国家就已开始使用，国内在20世纪80年代也开始了这方面的研制。现在主要有3种类型：电离极板型、带电介质非电离型和带电介质电离型，且均采用正电晕放电，因为正电晕放电比负电晕放电产生的臭氧浓度低，但在相同电压情况下，正电晕放电电晕电流小，净化效率低，致使分布在空气中的正离子浓度提高。为了进一步降低臭氧浓度，降低净化器的工作电压，目前采用两极负离子发生器。

二、特点

负离子浓度和粒径是影响其空气净化效果的重要因素。按照WHO发布的标准，空气中负离子含量达到1500个/cm^3是空气清新的标准，达到20000个/cm^3以上，才具有医疗保健的功效。负离子按照直径大小可分为小粒径负离子（1～3nm）、中粒径负离子（3～30nm）、大粒径负离子（30～100nm）3类。医学研究表明，只有小粒径的负离子才易于透过人体的血脑屏障，发挥其生物效应，产生医疗保健作用。

负离子净化器是目前被广泛使用的一种净化器，通过强电场产生负离子与颗粒污染物结合形成“重离子”，沉降或吸附在物体表面，并能杀灭细菌，净化效果良好。但是，这种空气净化器同样能产生臭氧，造成二次污染。

臭氧的强氧化性对人体健康有危害作用。一般认为臭氧吸入体内后，能迅速转化为活性很强的自由基——超氧自由基，主要使不饱和脂肪酸氧化，从而造成细胞损伤。由于臭氧能引起上呼吸道炎症、损伤终末细支气管上皮纤毛，从而削弱了上呼吸道的防御功能，因此长期接触一定浓度的臭氧还易引发上呼吸道感染。臭氧浓度在4mg/m^3时，短时间接触即可出现呼吸道刺激症状、咳嗽、头疼。

空气中负离子的含量高低是空气质量好坏的关键。负离子不仅可高效杀灭家居空气中因长期密闭而日趋增多的烟雾、灰尘、细菌,还可中和空气中的正离子、活化空气、改善肺功能、改善心肌功能、改善睡眠、促进新陈代谢、增强人体抗病能力,是家居生活不可缺少的健康卫士。

三、应用场景

负离子技术适用于居家环境、办公场所或公共场所,能还原氮氧化物、香烟等产生的活性氧(氧自由基)、减少过多活性氧对人体的危害、中和带正电的空气飘尘使其无电荷后沉降,达到净化空气的目的。

第九节 紫外线

一、原理

紫外线是电磁波谱中波长为10~400nm辐射波的总称。紫外线根据波长分为:长波(UVA)、中波(UVB)和短波紫外线(UVC)。其中,波长200~290nm的紫外线能穿透细菌、病毒表面并造成核酸损伤,通过使细胞失去繁殖能力以达到快速杀菌的效果。波长200nm以下的短波紫外线能降解挥发性有机物(VOC)。

紫外线的杀菌作用原理与其对核酸、蛋白质及酶的作用有关，短波紫外线能破坏细胞或病毒的核酸结构和功能。核酸的吸收光谱与紫外线的杀菌作用光谱几乎完全吻合，核酸中嘌呤和嘧啶对波长 260nm 的紫外线吸收最强；波长 254nm 的紫外线主要被核蛋白吸收。核酸吸收短波紫外线后，紫外线的量子破坏核酸分子中的一个或数个化学键，造成核酸或核蛋白的分解或变性，使之失去正常功能，造成细菌和病毒的死亡或变异。此外，紫外线照射还能影响细菌和病毒中许多酶的活性，使其蛋白分子的结构和功能发生改变，影响蛋白质及核酸的代谢合成，亦可使细菌或病毒的毒性减弱，甚至死亡。

二、特点

紫外线技术具有广谱杀菌性，细菌、真菌、病毒甚至动植物细胞，皆可受紫外线照射而被杀灭。当用紫外灯近距离照射时，可在短于 1 秒的时间内灭菌，方便快捷。紫外线的消毒效果主要取决于紫外线的能量强度、照射时间、环境湿度、空气流动性以及病原体是否存在细胞壁及其厚度等因素。可以通过增加光照强度、照射时间或提高房间内的空气流动性（更好的混合）来提高紫外线对病原菌的灭活率。

紫外线可以抑制各种病原体，尤其对结核分枝杆菌和流行性感冒（简称“流感”）病毒的传播有着出色的阻断作用。关于紫外线对结核分枝杆菌作用的研究繁多，但有一项具有里程碑意义。该研究以豚鼠为对象证明了紫外线对于预防结核分枝杆菌传播的有效性，在结核分枝杆菌病房内，对照组的结核感染率为35%，电离消毒组的结核感染率为14%，而紫外线组的结核感染率仅为9.5%。上述三组结核病患病率依次分别为8.6%、4.3%和3.6%，可见紫外线可显著降低结核分枝杆菌感染率和患病率。

近年来频发的流感大流行事件也促使学者们加深了紫外线对流感消毒作用的探究：单链RNA病毒对254nm的紫外线辐射十分敏感，而流感病毒正是一种单链RNA病毒。有研究表明，15分钟的高强度短波紫外线暴露对H_5N_1禽流感病毒有着非常有效的杀灭作用。

三、应用场景

在办公建筑室内冷却系统、空调系统中广泛存在真菌、原核生物等微生物，可引起多种疾病的暴发（如鼻炎、过敏性肺炎、哮喘等），而紫外线技术的应用可以去除室内被辐照表面67%～100%的微生物，从而极大地减少了建筑物相关疾病的暴发风险。也有调查显示，紫外线空气消毒机用于手术室空气消毒效果明显，按产品说明书的使用方法用于手术室空气的消毒，静态条件下自然菌去除率平均达到90.1%。

第十节　化学氧化

一、原理

化学氧化剂主要包括臭氧、二氧化氯和次氯酸钠。臭氧主要靠分解后产生的新生氧的氧化能力，通过与细胞壁的脂类双链反应，穿破细胞壁进入细胞壁内，作用于外壳脂蛋白和内表的脂多糖，使细胞的通透性改变，导致细胞死亡。臭氧去除有机污染物和臭味分子也是主要通过其强氧化性实现。臭氧对细菌、真菌、病毒都有极强的杀灭作用。

二氧化氯是一种无毒的黄绿色消毒剂，具有广谱高效、安全无残留等优点。二氧化氯对细胞壁有较强的吸附和穿透能力，通过放出原子氧将细胞内的含巯基的酶氧化起到杀菌作用，除此之外，还可以通过快速地抑制微生物蛋白质的合成来破坏微生物。

次氯酸钠是一种漂白剂，和水发生反应可生成氢氧化钠和次氯酸。次氯酸是很小的中性分子，不带电荷，能迅速扩散到带负电的菌（或病毒）体表面，并通过细菌的细胞壁穿透到细菌内，次氯酸极强氧化性破坏了菌体和病毒上的蛋白质等，从而杀死病原微生物。

二、特点

臭氧消毒杀灭速度快、没有消毒死角、不产生二次污染，臭氧空气净化器的净化原理主要源于臭氧的氧化作用，且臭氧空气消毒机制造臭氧不需要辅助药剂，具有使用寿命长、安全节能等优点，因此臭氧空气消毒机是值得推广的一种消毒工具。臭氧空气消毒机的杀菌率和维持时间均比较理想，且在一定范围内工作时间越长，杀菌效果越好。有研究表明在 $40m^2$ 的密闭房间内使用臭氧空气消毒机 60min，室内空气中自然菌的去除率达到 90% 以上。

二氧化氯由于其强氧化性，在一定条件下，几乎可以杀灭一切病原微生物。100mg/L 的二氧化氯，作用 60 秒，对大肠杆菌的去除率即可达到 99.99%，在浓度达到 500mg/L 时，只需 10 秒，即可杀灭金黄色葡萄球菌、猪霍乱沙门菌和铜绿假单胞菌，250mg/L 的二氧化氯作用 5 分钟，即可完全杀灭白念珠菌，破坏乙型肝炎病毒表面抗原（HBsAg），使其失去活性。

次氯酸钠属含氯消毒剂，是高效的化学消毒剂。2～10 分钟即可杀灭包括细菌芽孢和真菌孢子在内的各种微生物，能灭活所有病毒，能有效预防肝炎、性传播性疾病、痢疾、霍乱、伤寒等疾病传染。

三、应用场景

臭氧可用于各种室内环境的空气消毒。有研究表明，臭氧空气消毒机运行30分钟、60分钟和90分钟后，食用菌接种室内空气中的菌落去除率分别为90.6%、100%和100%。

二氧化氯可用于一般室内环境消毒及医疗环境消毒。奚小艳对二氧化氯气体对图书馆阅览室空间环境消毒的效果进行研究，结果发现，时间段为20:00—21:00，二氧化氯浓度为0.2mg/m^3，杀菌时间60分钟，对空气中细菌的去除率为87.52%，对书刊表面自然菌去除率为48.69%；该浓度下，对医院病房内空气杀菌30分钟，杀菌率为93.07%。当二氧化氯气体浓度提高到0.9mg/m^3，对体积约60m^{3}和103m^{3}的密闭房间内消毒60分钟，空气中自然菌去除率均可达到90%以上。有研究表明次氯酸钠在医院消毒中有着良好的效果，且次氯酸钠消毒液平均杀菌率高于紫外线照射组。

第十一节　植物净化

一、原理

植物能够通过茎、叶表面吸附空气中的悬浮颗粒污染物。植物吸附能力与叶面形态和粗糙度、叶片表面绒毛、叶着生角度、叶表面分泌物、润湿性、表面自由能及其大小有关。周杰良等通过定量实验研究表明，植物滞尘效应的差异与叶片的表面特性、叶片着生角度等有密切关系，同时指出对于一般的叶片，分形维数越大，叶面越粗糙，单位滞尘量越大。植物的角质层上覆盖着相当多的超微结构和化学多样性蜡质，有国外学者经研究证实，植物表面的蜡质层厚度、数量、分布以及结构是影响植物吸附空气污染物的重要影响因素。植物会吸收空气中的挥发性有机污染物，通过自身新陈代谢途径将污染物分解、转化或作为碳源同化。有研究用 ^{14}C 标记甲醛气体，跟踪甲醛在绿萝、垂叶榕中的代谢过程路径，在植物的叶片、茎和根都发现有 ^{14}C 的存在，由此推测 ^{14}C 标记的甲醛气体在甲醛脱氢酶和甲酸脱氢酶的作用下最终被氧化成 CO_2，然后经过卡尔文循环代谢。

一般认为植物的气孔与角质层可能是室内空气污染物清除的主要途径。有研究发现 54% 的苯被富贵竹气孔吸收，而 46% 被角质层蜡质吸收。实验证实空气中 80% 的苯、76% 的甲苯、75% 的乙苯和 73% 的二甲苯是通过气孔通路除去，剩余的 20%、24%、25% 和 27% 是通过角质层除去的。因此植物气孔的类型、角质层的物化特性可能会影响空气污染物的吸收效率。

二、特点

采用植物净化室内空气，具有廉价、高效、安全和实用等特点，而且还能满足大众的审美需求。因此随着人们绿色和谐观念意识的提高，室内盆栽植物被广泛应用到家庭、办公和其他公共场所。而且很多研究表明，植物能够净化由甲醛、苯系物、VOC、颗粒物、微生物等造成的室内空气污染，且植物净化具有持久性和美观性。

吊兰：别名挂兰、钓兰，百合科多年生常绿草本，可以吸收空气中的甲醛、一氧化碳等有毒物质。

海桐：又名七里香，海桐科常绿灌木或小乔木，能减少苯、甲醛的污染，对二氧化硫有很强的吸收能力，增加负氧离子的浓度。

龟背竹：又名蓬莱蕉，天南星科多年生常绿藤本植物，有很强的吸收二氧化碳的能力。

此外，夜间能吸收二氧化碳的植物还有仙人掌科的蟹爪兰、绯牡丹、仙人柱等，凤梨科的紫花凤梨、火炬凤梨等，龙舌兰科的酒瓶兰等。能净化空气的植物还有石榴、石竹、月季、蔷薇、雏菊、一叶兰、莎草等。

以上植物都适合摆放于居室内，能对居室的空气净化起到一定作用。

三、应用场景

（一）可用于去除室内空气中化学性污染物

天南星的苞叶能吸收 80% 的苯；苏铁、金桔、月季等能有效清除室内 SO_2、CO、NO_x、乙醚等有害物质；美人蕉能吸收 SO_2；石榴可使空气中铅含量降低，还能吸收氟化物；石竹对氯化物有吸收效果；佩兰、万年青、绿萝等喜阴植物可吸收室内氨污染；金钱树还可有效净化空气中的苯、甲苯、乙苯。

（二）可用于去除室内空气中生物性污染物

绿色植物一方面通过滞尘效应，减少悬浮颗粒物上附着的细菌含量，另外植物自身具有杀菌能力。据报道，珍珠梅挥发出的杀菌素对金黄色葡萄球菌、铜绿假单胞菌的杀菌率达 100%。柠檬、茉莉、菊花、天竺葵等植物分泌的杀菌素有显著杀菌作用，可减少感冒等发病率。紫罗兰、铃兰、石竹、蔷薇等释放出的挥发性油类可抑制葡萄球菌、肺炎球菌、结核分枝杆菌的生长繁殖。金心吊兰、一叶兰和绿萝对霉菌有较好的抑制效果。

第四章 空气净化器

第一节 概述

一、国外发展历史

空气净化器的使用历史最早起源于消防行业。19世纪20年代，约翰·迪恩（John Deane）和查尔斯·迪恩（Charles Deane）兄弟发明了一种新型烟雾防护装置，可使消防队员在灭火时避免烟雾侵袭。

19世纪50年代，一个名叫约翰斯·滕豪斯（Johns Thomson）的人在前人发明的基础上又取得新进展。通过数次尝试，他了解到向空气过滤器中加入木炭可吸附空气中有害和有毒气体。

20世纪30年代，美国加利福尼亚大学彭妮博士研制出了静电除尘式空气净化器。同时，紫外线照射消毒技术已开始研究，并逐渐用于医院等公共场所。

20世纪40年代，美国政府开始进行放射性物质研究，他们需要研制出一种材料能过滤出所有有害颗粒，以保持空气清洁，使科学家可以呼吸，于是美国政府研制出了高效颗粒过滤材料（high efficiency particulate arrestment），可有效过滤空气中的可吸入颗粒物，这成为了空气净化器以及吸尘器等过滤系统中的重要组成部分。高效颗粒过滤材料有着严格的过滤标准，即针对 0.3μm 的颗粒物，有超过 99.97% 的过滤效率，它讲求的是单次过滤效率。高效空气过滤器在 20 世纪 50、60 年代，非常流行。

20 世纪 80 年代，随着空气净化器设计理念的不断转变，空气净化的重点已经转向空气净化方式，如家庭空气净化器。过去的过滤器在去除空气中的恶臭、有毒化学品和有毒气体方面非常好，但不能去除霉菌孢子、病毒或细菌等。

20 世纪 90 年代后期开始，随着除菌除臭需求的增加，空气净化器领域掀起了一股"抗菌热"。空气净化器从 1996 年就开始采用光催化剂滤芯提高了除菌除臭性能。

二、国内发展历史

在国内，有关空气净化器的研究以及应用较晚。2003 年之后，人们才慢慢意识到空气质量的重要性。但购买空气净化器的比例仍然较低，并且国内也基本没有空气净化器的制造商。

2004年，国内出现了去除甲醛的空气净化器，但此时社会对室内装修产生的甲醛关注度不高。直至2005年以后，随着国内房地产市场不断升温，新房装修甲醛中毒事件层出不穷，甲醛问题才被人们重视起来。

2012年以来，我国中部以及东部城市雾霾天气持续不断，$PM_{2.5}$浓度居高不下，促使人们开始高度关注$PM_{2.5}$的污染问题，同时也带动了空气净化器市场发展。2012年国内空气净化器同比增长率高达50%，销售量约为150万台，在2013年底，中国空气净化器市场开始进入爆发阶段。中国空气净化器市场虽然爆发较晚，但增长速度很快。短短不到四年的时间，中国空气净化器市场规模就已经翻了七八倍。空气净化器市场爆发的同时，还有资本市场的疯狂涌入。短短不到四年的时间，中国市场上的空气净化器品牌总数由二三十个增加到了现在的四五百个。随着人们环保意识的增强和生活水平的提高，人们越发认识到空气清洁对人身健康的重要性。空气净化器作为改善室内空气环境的有效工具，正逐渐走入家庭和各种办公场所。

伴随着持续不断的雾霾天气，空气质量呈现出重度污染状态，呼吸道疾病患者也在不断地增加，严重的空气污染更是带动了空气净化器市场的发展。2014年世界卫生组织颁布的《世界卫生组织室内空气质量指南——家庭燃料燃烧》不仅提出了各种室内空气污染物导致的危害，还规定了减少室内空气污染的新指标。指南指出，每年全球共有 700 多万人因暴露于室内或室外的空气污染而死亡，这一数字占每年全球死亡人口总数的 1/8，其中每年因室内污染而致命者约有 430 万人。在全国范围内，大气原因导致的慢性阻塞性肺疾病（chronic obstructive pulmonary disease，COPD）死亡人数约为 12000 人。

2016 年正式落地实施的 GB/T 18801—2015《空气净化器》国家标准提高了空气净化器行业的准入门槛，一定程度上降低了市场投资热度，但巨大的市场潜力依然吸引了无数资本的关注。

空气中 $PM_{2.5}$ 浓度高，雾霾严重，是很多消费者购买空气净化器的首要因素。可以说雾霾是空气净化器市场爆发的催化剂。在雾霾天气引爆用户需求之后，空气净化器产品连续多年保持较快的增长速度。2017 年，全国 338 个地级及以上城市中，有 99 个城市环境空气质量达标，占全部城市数的 29.3%；239 个城市环境空气质量超标，占 70.7%。338 个城市平均优良天数比例为 78.0%，比 2016 年下降 0.8 个百分点；平均超标天数比例为 22.0%。5 个城市优良天数比例为 100%，170 个城市优良天数比例在 80%～100% 之间，137 个城市优良天数比例在 50%～80% 之间，26 个城市优良天数比例低于 50%。

2018 年，随着全国大气污染治理工作稳步推进，雾霾天气出现的频次越来越少。加上消费者对空气净化器产品的认知程度提高等多重因素影响，消费者对于空气净化产品的购买热度也逐渐下降，市场出现整体下跌趋势。在2018年除甲醛功能的空气净化器产品的销售渗透率就已经达到了18.5%，消费者从关注除霾效果向除甲醛功能方向转变。空气净化器行业从“除霾”向“除醛”使用需求转型的趋势非常迅速且明显。

2019年底，一场突如其来的新冠病毒感染打乱了人们的生活节奏，尤其是在明确新冠病毒的主要传播途径是通过飞沫传播和接触传播。在相对密闭的空间内，存在气溶胶传播的风险，使得人们更加关注空气环境的质量。空气净化器产品又一次回到大众的视野中。

三、发展现状

目前，空气净化器在发达国家发展已经相对成熟，从20世纪70年代启动至今已经有近50年的发展历程，到20世纪90年代行业进入成熟阶段，发达国家空气净化器市场消费日趋饱和，家庭普及率达到了30%。考虑空气净化器的使用寿命，现阶段发达国家空气净化器的发展处在“增量需求小幅提升，存量需求更新换代”的发展阶段。

我国空气净化器在20世纪90年代萌芽，当时多依托国外进口品牌，集中在一线城市销售。随着国内经济实力的增强，居民收入水平的提升及空气污染日益严重等多因素的推动，近年来空气净化器逐渐成为小家电当中的一个重要需求项，国内品牌也逐渐获得市场的认可。国内空气净化器的发展处在“需求不断提升，增量持续加大”的发展阶段。

近年来中国空气净化器销量市场呈良好态势。根据前瞻产业研究院《2016—2021年中国空气净化器行业市场需求预测与投资战略规划分析报告》显示，2016—2020年中国空气净化器销量从1067万台上升至1159万台。其中，2018年销量有较大幅度下滑，主要系受雾霾因素影响，2017年空气净化器销量涨幅较大。2018年我国环境治理得到较大改善，对去除固体污染物的空气净化器的需求有所回落。2019年，产品销量回升，较上年同比增长24.07%，主要可能是国内消费者逐渐由受突发环境影响引发的恐慌性消费转变为理性消费。

2018年，国家市场监督管理总局、国家标准化管理委员会颁布GB 36893—2018《空气净化器能效限定值及能效等级》，规定了空气净化器能效限定值、能效等级，该文件要求空气净化器具有能效标识，有助于消费者更直观地进行选购，增强其消费信心。国家及行业相关标准的实施，为行业的健康发展创造了有利的外部环境。

2021年，工业和信息化部在《国家工业节能技术推荐目录（2021）》《“能效之星”装备产品目录（2021）》

《国家通信业节能技术产品推荐目录(2021)》中,将空气净化器定为“能效之星”产品,并加以推荐。为加快推广应用先进适用节能技术装备产品,推动工业和通信业节能和能效提升,助力碳达峰、碳中和目标实现。

2023年5月1日起正式实施的新版国家标准GB/T 18801—2022《空气净化器》将替代GB/T 18801—2015《空气净化器》。新国标的技术要求更加细化、测试方法更加丰富,同时也更加贴合行业的发展趋势和消费者的实际需求。随着人们生活水平及人均可支配收入的提升,居民对健康保健的关注度持续提升,健康意识逐渐增强,空气质量已逐步成为大众瞩目的焦点。空气净化器在控制室内细菌、颗粒物污染等方面发挥了重要作用。随着消费者对生活品质要求的提升,提高空气质量的意识进一步增强,空气净化器市场的发展空间广阔。

四、未来趋势

随着人们健康意识的提高,人们对空气净化提出了更高的要求,空气净化器作为健康生活的一部分,取得了快速发展,多功能、智能化、便携式将成为空气净化器的主要发展方向。

（一）多功能的空气净化器

空气净化器类型可细分为：纯净化型、加湿净化型、智能型、车载型、桌面型和中央空调系统型等。而根据其不同的应用范围又可具体分为居家型、医疗型和工业型。居家型主要采用单机型，市面上多流通此类空气净化器；医疗型主要用于保障医疗环境处于无菌状态，适用于烧伤、重度感染等患者的治疗环境；工业型则应用在制造精密仪器的环境和进行高标准试验的环境两个领域。

（二）智能化的空气净化器

它是通过与互联网大数据等网络技术的结合，使空气净化器能满足用户的个性化需求，可分为家庭型和企业型。家庭型依赖应用等软件，获得用户的个性化数据，自动关闭或开启空气净化器，降低能耗提高效率，使用户获得更好的体验。企业型依赖智能视频监控和人群流动时间、空间差异性，自动运算得出开关计划，为员工提供优质的工作环境，提高企业对员工的吸引力。

（三）便携式空气净化器

在某些场所，大型空气净化机不能安装使用，基于这类情况，空气净化器向小体积、便携化发展成为必然趋势。小体积、易于携带的空气净化器可以适应不同的环境,具有极大的市场需求。

第二节　空气净化器标准

国家标准 GB/T 18801—2022《空气净化器》适用于对颗粒物、气态污染物、微生物(细菌、真菌、病毒)、异味和过敏原等上述一种或多种目标污染物具有去除功能的家用和类似用途的空气净化器。同时,与旧版标准相比,该标准完善了气态污染物去除性能评价试验方法,提出了气态污染物混合成分加载试验方法和动态平衡试验方法。该标准的发布与更新,旨在顺应社会发展和消费需求,支撑绿色、安全、高质量发展,逐步满足人们对舒适健康高品质生活的向往。

该标准规定了空气净化器的术语和定义、分类与型号命名、要求、试验条件、试验方法、检验规则、标志、使用说明、包装、运输及贮存。标准包括 9 个章节、15 个附录,涉及 7 类技术要求及 15 项试验、计算和换算方法,见图 4-1。

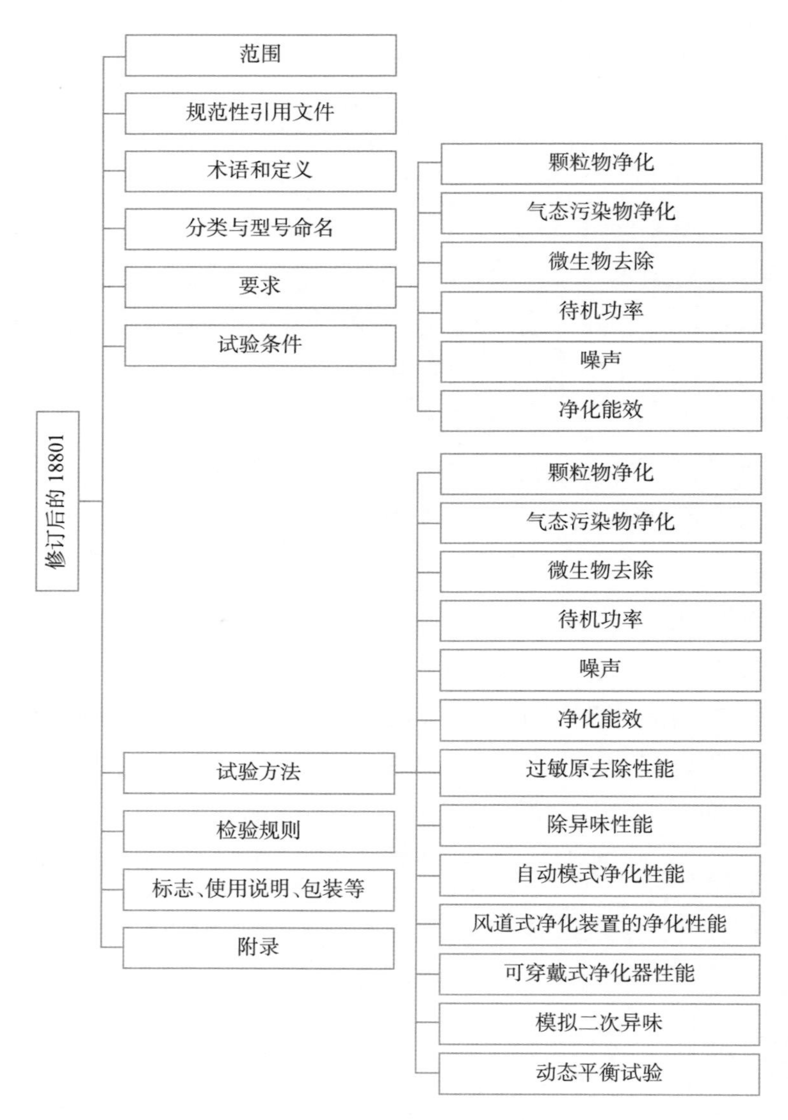

图 4-1　GB/T 18801—2022《空气净化器》标准框架

第三节　影响空气净化器选择的主要因素

近年来，我国的经济发展迅猛，人们的物质生活水平进一步提高，价值观和生活方式也在变化。公众对于更健康生活方式的向往，比以往任何时候都更为强烈。除了注重健康的饮食和积极的健身，公众也逐渐开始注重健康的居家环境，原本小众的空气净化器产品受到越来越多公众的追捧。研究表明，人们通常有80%～90%的时间都待在室内。所以室内空气质量对于人体健康至关重要。看似没有异常的室内空气中可能隐藏着许多隐患。根据清华大学建筑学院的一项研究结果，在不考虑建筑物本身密闭性的条件下，即使门窗紧闭，室内$PM_{2.5}$浓度仍大约为室外的1/2～2/3，而这部分颗粒物的粒径范围主要集中在0.1～1.0μm。这就意味着室外污染物中粒径小的颗粒仍会进入室内。

此外，新房装修时家具及装修材料过量释放的甲醛，空气潮湿所滋生的大量霉菌，都会给室内人群带来健康隐患。而改善上述室内环境问题，一项很好的选择就是使用空气净化器。目前市场上的空气净化器种类非常多，空气净化器上复杂的标签和长篇的说明书也让人头痛，我们应该如何选择才能避免“踩雷”，满足自己需求呢？了解相关参数与指标的含义是我们做出一个好的选择的第一步。

一、性能参数和主要技术指标

空气净化器在GB/T 18801—2022《空气净化器》中的定义是对室内空气中一种或多种目标污染物具有一定去除能力的家用和类似用途电器。命名方式见图4-2。

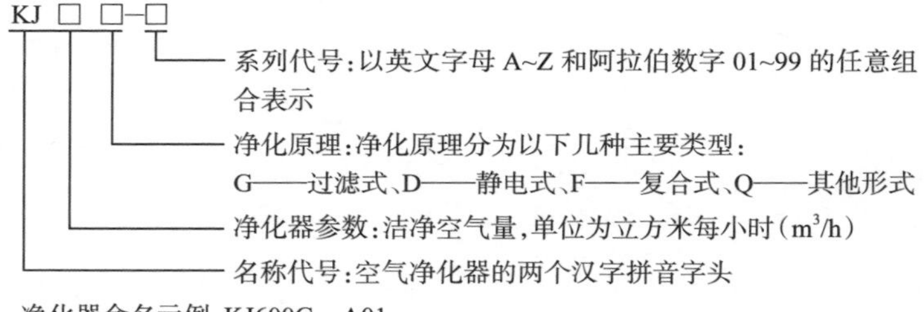

净化器命名示例：KJ600G—A01

其中：

KJ ——空气净化器；

600 ——洁净空气量为600m^3/h；

G ——过滤式；

A01——表示A系列，第1款。

图4-2　空气净化器命名方式图

基本技术指标的核心参数有4项，包括洁净空气量（clean air delivery rate，CADR）、累积净化量（cumulate clean mass，CCM）、净化能效、噪声，这就是所谓的“三高一低”：高CADR、高CCM、高能效、低噪声。选空气净化器主要看这4项指标。下面分别来介绍一下。

（一）洁净空气量

洁净空气量的定义是，在规定的试验条件下，针对目标污染物（颗粒物和气态污染物）净化能力的参数，表示空气净化器提供洁净空气的速率，单位是立方米每小时（m^3/h）。该值不应该小于标称值的90%。CADR其实是一个相对的概念，可以通俗地理解为在最高风扇转速下每小时从空气净化器流出的清洁空气量。如颗粒物CADR为$500m^3/h$，即表示使用空气净化器对颗粒物进行净化1小时，能够提供$500m^3$的不含颗粒物的干净空气。同理，如甲醛CADR为$200m^3/h$，即表示使用空气净化器对甲醛进行净化1h，能够提供$200m^3$的不含甲醛的干净空气。

值得注意的是，CADR是针对特定污染物的，也就是说同一台净化器对不同的污染物有不同的CADR值。例如某空气净化器，对颗粒物净化的CADR为$200m^3/h$，对甲醛的CADR为0。

我国对于洁净空气量这项概念的引入源于美国家电制造商协会（Association of Home Appliance Manufacturers，AHAM）。在美国，CADR的测量单位是立方英尺每分钟（ft^3/min）（1ft=0.3048m）。例如，如果空气净化器每分钟产生100立方英尺（1ft=0.3048m）气体流量，过滤器对颗粒物的去除率是90%，那么空气净化器对于颗粒物的CADR为$90ft^3/min$（1ft=0.3048m）。在亚洲和欧洲，CADR的单位均为立方米每小时（m^3/h）。两者之间的换算关系为 1ft^3/min≈1.7m^3/h。

CADR 值是一个通过规范实验检测得来的数据，通过不同检测手段可以判断这个数据的可信度。一般来说，检测结果的可信程度按照权威第三方检测机构（AHAM）、厂家自己检测结果（只标称 CADR 值，未注明数据来源，且查询不到其他机构的检测数据）、没有检测结果的厂家（只有风量，没有 CADR 值）的顺序依次降低。

要使室内空气质量达到一定的洁净标准，有两个必要条件。第一是必须保证室内空气达到一定的换气次数，即要求空气净化器内置的风机风量达到一定的水平；第二，空气净化器的一次净化效率必须足够高。CADR 是定量表征以上两个必要条件的物理量。CADR 值越大，空气净化器的净化效率越高。利用 CADR 值，可以评估空气净化器在运行一定时间后，室内空气污染物的去除效果。

（二）累积净化量

不论空气净化器是针对固态颗粒物还是气态污染物，最有效、应用最广泛的方式均是靠滤网净化。多数用户都知道滤网使用一段时间后应更换，但是为什么更换，何时更换却并不清楚。其实这与 CCM 这项指标有关。CCM 的定义是，空气净化器在规定的试验条件下，针对目标污染物（颗粒物和气态污染物）累积净化能力的参数，表示空气净化器洁净空气量实测值衰减至初始值 50% 时，累积净化处理的目标污染物总质量。CCM 值也分为颗粒物 CCM 和甲醛 CCM，单位为毫克（mg）。简单来说，每个空气净化器的滤网能净化的空气是有上限的，超过这个上限就无法有效地净化空气了，这个量就是累积净化量，可以简单理解为滤网的续航能力，或者使用寿命。

对滤网失效的定义是，CADR 值降低到原值一半时滤网即为失效，须进行更换。这也就表明，CCM 高的空气净化器，更能长时间地保持较高的 CADR。

空气净化器对颗粒物和甲醛的累积净化量与标称洁净空气量的关联性应符合要求，见表 4-1。当 CCM 值确定时，室内滤网可以使用的天数就可以确定。

表 4-1　颗粒物和甲醛的关联指标

颗粒物洁净空气量（标称值）/（$m^3 \cdot h^{-1}$）	颗粒物累积净化量/mg	甲醛洁净空气量（标称值）/（$m^3 \cdot h^{-1}$）	甲醛累积净化量/mg
60≤CADR≤100	≥3000	40≤CADR≤100	≥300
100＜CADR≤150	≥5000	100＜CADR≤200	≥600
150＜CADR≤300	≥8000	200＜CADR≤300	≥1000
300＜CADR≤500	≥12000	300＜CADR≤400	≥1500
500＜CADR≤800	≥18000	＞400	≥2000
CADR＞800	≥20000		

注：1. 颗粒物洁净空气量＜60m^3/h 净化器，不做颗粒物累积净化量评价。
2. 甲醛洁净空气量＜40m^3/h 净化器，不做甲醛累积净化量评价。

新增的这项核心指标，是公众选购空气净化器的一项重要参数，一定程度上保证消费者购买的净化产品在长时间使用后依然有高效的净化能力。

对于以去除甲醛为主的净化器来说，CCM 是一项比 CADR 更值得关注的核心指标。我们知道，甲醛、苯、VOC 等属于室内气态化学污染物，多来源于家装建材、家具等。这类挥发性污染物的挥发期很长，基本在 15 年以上。当室内通风条件不好时，例如刮风下雨、夜间睡眠时，甲醛含量都有可能在持续排放的过程中出现超出国家标准的情况。所以，由于甲醛挥发的持续性和长期性，净化器滤芯的寿命才更为关键。如果净化器的累积净化量没有足够大的话，净化器很容易因为饱和而失去净化能力。因为 CCM 越大，滤芯的容量越大，越不易饱和，净化器的使用寿命越长。假设在甲醛 CADR 值相同的情况下，净化器的 CCM 越大，单次净化效率往往会越高。综上所述，对于甲醛净化器来说，首先看 CCM 的大小，其次再参考甲醛 CADR 值。只有 CCM 值大的空气净化器，才能保证在长期使用过程中，真正有效地控制室内的甲醛含量。对于空气净化器制造商来说，高 CADR 值不难，但是要想 CADR 值和 CCM 值同时高就比较困难。因为家用空气净化器的体积有限，滤芯的体积也有限。如果想要提高 CADR 值，可将滤芯做成片状，采用过风距离短、风阻小的风道设计来实现。但要达到高的 CCM 值，则需要增加滤芯重量，直接后果就是风阻、噪声以及其他部件的制造成本都会大幅增加。因此对于家用空气净化器来说，高 CCM 比高 CADR 更加难能可贵。对于消费者来说，如果购买除甲醛空气净化器，或者购买的空气净化器需要带除甲醛功能时，尽量优先选择累积净化量（CCM）较高的空气净化器，这样才能保证所购买的净化器对污染物净化吸附能力足够持久。

（三）净化能效

空气净化器的净化能效，是 CADR 与额定功率的比值，新国标中的定义为额定状态下单位功耗所产生的洁净空气量。通俗地讲，就是在一定的室内空间和时间内，空气净化器对定量污染源的净化速度和能力。这个参数关乎消费者所购买的空气净化器的耗电等级，它也分为颗粒物净化能效及气态污染物净化能效，针对不同的目标污染物，会有不同的能效水平值。单位为立方米每瓦特小时 [m^3/（W·h）]。能效等级越高，空气净化器越节能省电。

GB/T 18801—2022《空气净化器》中规定，净化器对颗粒物净化能效值应不低于 4.00m^3/（W·h），且实测值不应小于其标称值的 90%；净化器对气态污染物（单成分）净化能效值应不低于 1.00m^3/（W·h），且实测值不应小于其标称值的 90%。

2018 年 11 月 19 日，国家市场监督管理总局和国家标准化管理委员会联合发布 GB 36893—2018《空气净化器能效限定值及能效等级》。这项标准的制定和实施，对空气净化器领域的节能与环保起到了指导和规范作用，同时也有助于增强公众的节能环保意识。该项标准只适用于额定电压不超过250V、具有一定颗粒物净化能力（颗粒物洁净空气量为50～800m³/h）的空气净化器。该标准将空气净化器的能效等级分为3级，见表4-2。其中Ⅰ类产品指的是仅宣称具有颗粒物净化能力，或宣称具有净化能力的任意一种气态污染物的净化效率实测值低于50%的空气净化器。Ⅱ类产品指的是同时具有颗粒物和气态污染物净化能力且宣称具有净化能力的每种气态污染物的净化效率实测值均不低于50%的空气净化器。公众在选择净化器时，可以根据净化需求、能效等级以及所能接受的价位进行综合选择。

表4-2 空气净化器能效等级指标

能效等级	能效比/[m³(W·h)⁻¹]		待机功率/W	
	Ⅰ类	Ⅱ类		
1	EER≥13.00	EER＞11.00	≤1.0（仅提供指令等待）	≤2.0（包含其他功能）
2	10.00≤EER＜13.00	8.00≤EER＜11.00		
3	3.50≤EER＜10.00	3.50≤EER＜8.00		

注：能效比（energy efficiency ratio，EER）。

（四）噪声

噪声是使用空气净化器（尤其是过滤式净化器）

的过程中不可避免的一个问题。无论制造商使用何种高科技吸音、隔音的办法，空气净化器一旦开启必然会给家里增加一定程度的背景声。当需要夜间在卧室操作空气净化器，或者打算在书房或者婴儿房里使用它时，这种噪声必定会给自己和家人带来困扰。对于这种情况，在购买空气净化器时需要考虑它的噪声分布。一般来说，净化器的噪声主要源于风机，小风量运转时噪声相对较小，这就是净化器在夜间多在最低风量下运行的原因。噪声的具体数值与净化器的 CADR 值有关，CADR 值越高时，产生的噪声也就越大，而且不同运行模式下的噪声也有很大差别。市面上的空气净化器的噪声多数在 25～70dB（A）之间。新国标中，对净化器不同洁净空气量实测值对应的噪声值规定见表 4-3。当 CADR 小于等于 300m^3/h 的时候，噪声应低于 61dB（A）；当 CADR 大于 450m^3/h 的时候，噪声应低于 69dB（A）。

表 4-3　不同洁净空气量实测值对应的噪声值

洁净空气量/（m^3·h^{-1}）	声功率级/dB（A）
CADR≤300	≤61
300＜CADR≤450	≤66
CADR＞450	≤69

注：如果净化器可去除一种以上目标污染物，则按最大洁净空气量值确定表中对应的噪声限值。

一般来说，各种型号的净化器上都会按照标准要求标明运行时的分贝数 [dB（A）] 作为参考。我们在选购时可以重点关注两点。第一，最大风量运转时所产生的噪声是否在能接受的范围内；第二，睡眠模式下是否真的静音。一般来说，噪声等级为 50dB（A）的空气净化器适用于大多数生活空间。日常生活中的家用冰箱运行时产生的噪声大约为 50dB（A），这对多数人来说都是可以接受的范围。此外，选择 CADR 值较高的产品在低速档运行也是一种尽量降低噪声污染的方法。

（五）其他

除了上述新国标中明确规定的四项指标外，很多制造商会为净化器添加一些附加功能，包括静音模式、无光运行、滤芯更换提示等，这些功能不能成为选购一台净化器的决定性因素，但是对于日常使用的舒适性、便捷性有一定帮助。

1. 睡眠/静音模式　空气净化器睡眠/静音模式会将风速自动调到最小，同时产生的噪声也减小，对噪声比较敏感的人群来说，这项功能非常必要。尤其在睡觉时，低噪声运行会大大提升使用感受。

2. 无光/低亮度运行　现在有很多款空气净化器都带有液晶显示屏，在黑暗环境下容易造成让人头痛的光污染。所以具备这个功能非常体贴，尤其是对于有幼儿的家庭，可以有效避免光污染对幼儿睡眠质量的影响。

3. 滤芯更换提示　空气净化器在使用过程中，最重要的一点就是应及时更换滤芯，否则净化效果会大打折扣，还容易产生二次污染。而在多项调查中发现，有很大一部分使用者并未关注滤芯的更换，甚至有人在购买空气净化器后未更换过一次滤芯。所以如果净化器自带滤芯更换提示，可准确地知道何时进行更换，极大地提升产品使用的安全性和便捷性。此外，家用空气净化器基本都是使用者自行更换滤芯，所以滤芯更换的难易程度也非常重要。

4. APP 智能远程控制　智能家居是未来发展方向，对于提升家居舒适性、便利性、安全性，并实现环保节能的居住环境非常重要。带有手机端 APP 远程控制的空气净化器，可做到自动托管、遥控器控制，让使用者更好地体验到科技给人类带来的便利。

5. 空气质量传感器　一些高端的空气净化器中内置空气质量传感器。通过不断监测环境中的污染物浓度，使风扇转速可以始终保持在正确的设置上，从而达到合适又节能的净化效果。例如，如果检测到较高浓度的污染物，净化器运转将加速，问题得到解决后则会恢复正常运转速度。

6. 遥控器　这是一项很小的细节。如果不愿意每次起身调整净化器，可选择带有遥控器的产品，提升净化器使用的便捷性。

7. 可移动性　空气净化器质量不小。如果消费者有把净化器移动到家里不同房间的需求,则需要一个便携式空气净化器,带有轮子和把手,便于移动携带。

二、不同情景如何选择空气净化器

不同类型的人群有不同的特征,在选择空气净化器时重点关注的功能也有所差别。例如老年人、儿童、孕妇、呼吸道疾病患者以及新装修的房子居民,他们该如何选择最适合自己的空气净化器呢?

(一)有儿童的家庭

相比成年人来说,儿童更容易受到室内空气污染的危害。据世界卫生组织的调查结果,全世界每年有10 万人由于室内空气污染而死于哮喘,其中 35% 是儿童。原因有几点:一是儿童身体仍在生长发育中,按体重计算呼吸速率高于成人 50% 左右;二是室内污染物比重多数大于空气比重,会下沉到距离地面 1.2m 的高度内,而儿童由于身高较矮,会更多地吸进这些有害气体;三是儿童免疫系统更为脆弱,也就更容易遭受空气污染的危害。

此外,从机体构造来说,儿童的呼吸系统与成年人不同,他们的呼吸道狭小,管壁表面的黏膜组织脆弱,有很丰富的血管和淋巴组织。而且儿童的肺部弹性较差,肺泡数量少,肺的含血量高而含气量低,这就导致儿童在被污染的环境中更易于感染疾病。有的儿童喜欢用口呼吸，缺少了鼻腔对外界空气的加温、加湿和对颗粒物的过滤，有可能导致不清洁空气进入口腔，引发蛀牙和牙周病。

另外，用口呼吸还会使口腔中气流流动加快，有可能刺激到扁桃体及咽部，引发喉炎和其他呼吸道疾病。所以，在为儿童房购买空气净化器时，应重点考虑选择带有多重过滤系统的净化器，尽量选择级别高的高效空气过滤网，可以对室内颗粒物进行有效的过滤。此外，选择带有杀菌功能的净化器也非常必要，给儿童创造一个清洁的室内环境。除此之外，儿童活泼顽皮，对安全的理解有限，所以空气净化器的安全性也非常重要。例如，应选用具备高级别的强电防控系统的净化器，以及外形稳固、不易摇晃的产品。

（二）有老人的家庭

老年人的特殊之处在于身体功能有所下降，代谢功能减弱，免疫系统的防御功能也逐步退化，还可能存在一些慢性疾病。2020 年 11 月，美国心脏协会（American Heart Association，AHA）发布的针对空气污染损害心血管系统的科学声明中提到，暴露于 $PM_{2.5}$ 污染后死亡风险增加的高危人群就包括年龄大于 65 岁的老年人。所以，为老年人选购一款合适的空气净化器非常必要。那适合老人的空气净化器应该有什么特点呢？

首先，操作必须简单。很多产品为了吸引眼球设计了很多可有可无的功能，操作起来也是繁复花哨。这类产品就不太适合老人使用。其次，净化器的噪声也是需要额外关注的一点，尤其是低频噪声。部分老年人睡眠不好，很容易受外界噪声的影响而受到惊吓，长此以往会造成血压以及身体其他功能异常。HEPA由于内置有风机，噪声相对比较大。所以可考虑选择静电除尘结合活性炭滤网的净化器。此外，选择具有睡眠/静音模式的净化器也非常必要。

（三）有孕妇的家庭

我们都知道，怀孕的女性身体免疫力会有所下降，对环境也比较敏感。如果室内空气污染严重，容易出现头晕、舌燥、胸闷、出汗等情况。这些症状不仅影响孕妇情绪，还可能对胎儿的发育产生不利影响。据调查，每天呼吸新鲜空气的孕妇，孩子患心脏病的风险较低。呼吸污染空气的孩子患心脏病的风险比其高 3 倍多。还有研究表明，妊娠期 $PM_{2.5}$ 高浓度暴露会显著增加早产发生的风险，尤其是孕早期和孕晚期，应注意做好孕期防护。所以，孕妇在选择空气净化器时，应重点关注 CADR，如果能选择可以引入室外新风的净化系统，增加居室内的新风量也是对孕妇身体健康非常有益的。此外，还可以选择带有负氧离子功能的净化器，对于调节人体神经、改善心肺功能、加强呼吸深度、促进人体新陈代谢有一定的作用。

（四）哮喘、慢性阻塞性肺疾病等呼吸道疾病患者

哮喘、慢性阻塞性肺疾病等呼吸道疾病患者发病多与较低的空气湿度、特殊过敏原有关。雾霾天的主要污染物 $PM_{2.5}$ 对人体影响最直接、最大的莫过于对呼吸系统造成的伤害了。研究显示，$PM_{2.5}$ 浓度的增加与医院呼吸道急诊相关疾病的人数呈正相关关系。$PM_{2.5}$ 浓度每升高 $10\mu g/m^3$，呼吸系统门急诊量增加 0.39%。所以对于这些患者来说，选择空气净化器的时候，可以考虑带有加湿功能的净化器，例如电极加湿功能，可以产生纯净水蒸气，能有效增加居室内空气湿度，且不带来二次污染。此外，对于过敏性哮喘等疾病患者来说，空气中存在细菌、病毒等可能激发哮喘。所以选择一款带有除菌功能的净化器非常必要。

（五）新装修的居室居民

在装修的过程中会使用油漆、木材、胶合板和其他材料，这些材料或多或少含有甲醛、氨气、乙烯等有害气体。虽然过了段时间异味消失，但是装饰、装修材料中会残留少量有害气体，如果处理不及时，它对人类健康危害极大。在这种状况下，可以选择具有除甲醛功能的空气净化器，或者含有活性炭滤芯的空气净化器，可以吸附去除空气中有害气体。同时，加强居室通风，也会进一步降低室内空气中有害气体的浓度。

三、如何选择适用于不同房间面积的空气净化器

不同面积的房间应选用不同规格的净化器才能达到最佳净化效果,但有部分空气净化器制造商并不做此标识。这主要因为净化器的适用面积需要根据使用空间大小和房间密闭条件进行计算。此外,前面提到,针对不同种类污染物,空气净化器的净化能力不同,CADR 也不同。这也就是说同一款空气净化器针对不同污染物的适用面积是不同的。新国标中的附录 B 对去除颗粒物污染物的净化器的适用面积的计算方法作了规定。

首先分析室内颗粒物污染的来源和去向。来源有两个,一个是室外进入室内的颗粒物,另一个是室内源产生的污染。颗粒物的去向有三个:一是自然衰减沉降,二是随气流排出室外,三是被空气净化器去除。而净化器适用面积的计算依据就是室内颗粒物污染的质量传递过程应满足质量守恒,这个过程需综合考虑室外颗粒物的质量浓度、室内颗粒物源散发强度、室内自然通风或渗透作用、自然沉降等因素,经过计算可以得出,适用面积 S≈(0.07～0.12)×CADR。举例来说,如果购买了一台空气净化器的 CADR 值为 $400m^3/h$,那它所适用的房间面积在 28～$48m^2$ 之间。当然,这样的计算结果具有局限性,是针对重度污染情况下使用净化器时的建议使用面积。如果室外污染较低或非常严重时,可适当地增加或减少系数。此外,由于净化器

主要针对其所在的房间起到净化作用，对隔壁房间作用甚微，所以公式计算的结果只是作为一个参考。

第四节　如何科学选购空气净化器

对前面所述的各项指标、适用人群及房间面积计算都熟悉之后，再来了解完整地选择空气净化器的步骤，包括每一步的选择过程，以及最需要考虑的事项。空气净化器本身肯定是具备净化功能的，但在一定空间内使用时，如何能达到我们所期待的净化效果，使其发挥最大效能，则有许多因素需要考虑。

一、明确要去除的污染物类型

当准备选购空气净化器时，首先要考虑的是期望去除的是什么类型的污染物。房间内干燥多尘吗？刚搬进新装修的家里，还存在装修污染吗？家里有宠物吗？如果家庭中有患某种特殊的呼吸系统疾病的成员，那么什么样的过敏原或污染物会引发症状？这些都是需要思考的问题，因为我们要明确哪些污染物正在影响你，或有可能影响你。明确这一点，才能去根据空气净化器的规格和功能选择最适合自己的类型。例如，如果是新装修的房子，想要清除甲醛、VOC等有害气体，那就关注除甲醛能力特别强的空气净化器；如果是易过敏人群，有老人、有小孩的家庭，可以优先选择除过敏原能力强的空气净化器；如果家里养了宠物，或者有烟民,那就应该选择除异味能力更强的。所以,即使你买了一台高质量高等级的空气净化器,如果它的设计不是为了过滤掉最困扰你的环境污染物,那效果也会大打折扣。

二、选择适宜的净化技术

前面一步已经确定了需要去除的污染物类型,接下来就是为每种污染物寻找最有效、最适用的净化技术。主要的空气净化技术包括过滤、吸附、光催化氧化、高压静电、等离子、负离子等或者以上几种技术的组合,具体可见表 4-4。需要注意的是,使用臭氧、二氧化氯等的化学氧化技术不适用于有人的环境,尤其是在通风不良的居室内,会有化学氧化剂残留,影响居住者的健康。

表 4-4　不同净化技术可去除的污染物类型

污染物类型	初滤/预滤	HEPA过滤	高压静电	光催化	紫外光
甲醛				●①	
细菌		●①	○③		●①
病毒		●②	○③		●①
臭味					
烟味				●②	

续表

污染物类型	初滤/预滤	HEPA过滤	高压静电	光催化	紫外光
花粉		●[1]	○[3]		
宠物毛发	●[2]	●[1]			
油漆味				●[2]	
$PM_{2.5}$		●[1]	○[3]		
尘螨	●[2]	●[1]			

注：高效空气过滤器（high efficiency particulate air filter，HEPA）。
①●可去除此类污染物。
②●可部分去除此类污染物。
③○只可以去除空气中的微粒。

三、计算房间面积

下一个问题是需要使用空气净化器的房间面积大小。如果有相邻的房间相互开放，则需要计算合并面积。大多数制造商都会以平方米（m^2）为单位说明空气净化器能够处理的额定覆盖面积，因此只需将房间大小与空气净化器规格匹配即可。如空气净化器没有标注使用面积，可以根据空气净化器的CADR来计算。除了适用面积外，空气净化器所放置的位置也非常重要，如摆放不当，会降低净化效率。

四、评价空气净化器的实际净化效果

前文提到，洁净空气量是空气净化器一个非常重要的指标。CADR 值越高越好，GB/T 18801—2022《空气净化器》也明确规定了空气净化器 CADR 值，并细分了颗粒物 CADR 值与甲醛 CADR 值，是进行选购时的重要参考依据之一。选择产品时，明确标明了颗粒物 CADR 值与甲醛 CADR 值的空气净化器可信度较高。同时，也可以使用一些颗粒物和甲醛的快速检测仪器，对比不同空气净化器去除污染物的实际效果。

五、考虑噪声水平

绝大部分人对噪声都很敏感，尤其夜间在卧室使用空气净化器时，如果噪声太大，势必会干扰睡眠质量，影响第二天的工作生活。因此如果使用空气净化器的场景在卧室，则需要格外注意噪声这项指标。

六、关注耗能和运行成本

能效等级越高意味着空气净化器所消耗的电量越低，所以不应盲目关注空气净化器的价格，其能效等级也非常重要，否则平均每年所消耗的电费可能远超想象。毕竟大家都希望用更少的电量产生更多的洁净空气。

此外，滤芯的成本和更换频率也是消费者必须考虑的一个方面。因为这是一项持续成本，如果室内污染物浓度较高，最好选择尺寸更大、等级更高的空气净化器。它们的前期购买成本高，但长久看来其综合运行成本也许更加合适。

七、保修期及相关条款

任何产品的售后服务都是它不可或缺的一部分。购买空气净化器时应注意产品的保修期及其条款，因为不同品牌的保修期有很大差异。在同等级别与功能配置的产品之间进行比较时，则可以关注其保修相关条款，为后续产品使用提供便利性。

以上步骤有助于帮助大家从各个角度综合考虑，来选择最适合自己的空气净化器。

第五节　怎样使用空气净化器

一、选择符合实际需求且质量合格的空气净化器

空气净化器品牌众多，各有专长，对污染物的净化作用具有针对性，同时也存在局限性。室内常见污染物包括苯、甲醛、烟草烟雾、烹饪油烟，细颗粒物 $PM_{2.5}$ 等，因此购买空气净化器需首先明确净化目的。如预净化 $PM_{2.5}$，则需要选购主要清除 $PM_{2.5}$ 的空气净化器

和相应的滤网；如预净化甲醛，则需选购除甲醛专用的空气净化器和小分子的高效滤网。明确空气净化的目的，选择有针对性的空气净化器，才能满足现实需求，也是正确使用空气净化器的前提。

选择质量合格的空气净化器是正确使用的基础。GB/T 18801—2022《空气净化器》中明确指出空气净化器的各种净化性能标准。而且作为家用电器，空气净化器还需要满足一系列安全指标的检查，如电器安全、噪声、有害物质释放量等。近年来随着大气污染问题凸显，人民对健康的重视，空气净化器品牌数和销售量增长迅速，但产品质量问题也日益显现。2023 年市场监管总局通报了 56 批次空气净化器产品，其中 24 批次不合格，不合格项目涉及对触及带电部件的防护、稳定性和机械危险、能效等级、电源连接和外部软线、洁净空气量、输入功率和电流、结构等。使用不合格空气净化器，一方面可能无法实现空气净化效果，另一方面也容易产生安全问题。因此选择质量合格的空气净化器是正确使用的保障，十分重要。

二、阅读空气净化器说明书

空气净化器说明书是简要介绍产品功能，提示安全注意事项，说明正确安装、使用、清洁和维护方法，以及解答常见问题的文书。阅读说明书是排除故障最为简便的途径。空气净化器说明书中常包括安全注意事项，指示灯的作用，如何正确安装滤芯和合理摆放位置，何时更换滤网，如何清洁扇片、粉尘传感器和滤芯仓等问题，同时也会标明净化器的参数和检测报告中一系列净化指标。

阅读空气净化器说明书，一是能进一步了解空气净化器对污染物的净化效能，二是能熟悉产品各种功能尤其是指示灯的作用，三是能了解使用仪器过程中潜在的安全问题，也能及时解决仪器使用过程中的故障和问题，帮助大家正确使用空气净化器。

三、正确摆放空气净化器

空气净化器底部须放置平稳，防止产品侧翻和损坏。一般放在地面等较低位置，从而更容易沉积颗粒物等污染物。如果家中常有人吸烟，则可以放在台面等较高位置，以便吸附空气中的烟雾。

空气净化器不能紧贴墙面，进风口和出风口需要与墙壁等遮蔽物保持一定距离（一般需要 20cm 以上），保证空气流通性，以便更好发挥净化性能。此外空气净化器周围尽量不要堆放杂物。

空气净化器摆放位置须干燥通风，浴室等高温、高湿场所不易放置，否则可能会漏电，导致火灾或触电。有些空气净化器禁止放在厨房等排放油烟的场所，禁止在使用杀虫剂时运行，防止污染物聚集并从风口排出，危害身体健康。其他各类摆放中的安全注意事项，可参考产品说明书中的内容。

空气净化器要摆放在适当的位置。许多研究表明，空气净化器的摆放位置与其净化效果密切相关，白天最好摆放在人活动密集的区域，夜晚可放在家中客厅，避免潜在有毒气体的伤害。如果房间面积大（$50m^2$ 以上），可以配置多个空气净化器，以达到理想净化效果。

四、及时更换空气净化器的滤网

空气净化器不能购买后一直长期使用，其滤网是过滤和净化污染物的关键耗材，须定期维护或者更换。空气净化器有前置滤网、除臭滤网可以定期水洗、擦拭、烘干从而反复使用，但许多特殊用途和功能的滤网需要定期更换。滤网或滤芯的使用寿命与产品实际使用时间和室内空气质量等因素相关。一般情况下，滤网使用 3～9 个月则需要更换。

1. 前置滤网、预过滤网、除臭滤网可每 3 个月清洁维护。

2. HEPA 滤网一般 3～6 个月更换一次，通常不能水洗。

3. 活性炭滤网 6～9 个月更换一次，不建议水洗。

4. 如果观察到出风口风量明显下降、噪声变大、有异味，或者滤网颜色有明显变化，可以考虑更换滤网。

5. 不同品牌和功能的空气净化器滤网使用寿命差异较大，具体使用时间可参考产品说明书，或关注仪器中的滤网过滤效果和滤网更换提醒指示灯。

五、定期对空气净化器进行清洁维护

（一）空气净化器滤网的清洁

空气净化器滤网的清洁操作包括：

1. 前置滤网或预过滤网可用吸尘器或抹布擦除灰尘，还可用水冲洗、用软毛刷清洗。用水清洗过的滤网，须干燥后再装回空气净化器中。

2. 除臭滤网可用水清洗，经过太阳暴晒后使用。

3. 活性炭滤网不建议用水清洗，可定期放在阳光下暴晒，使内部污染物排出。也可用臭氧杀菌消毒，如用水洗可用消毒剂和含氯去污泡腾片清洗，温度不要超过 50℃。

4. HEPA 滤网一般不可水洗，也不可用吸尘器吸尘，须定期更换。如白色 HEPA 滤网变成黑色时，应尽快更换。

5. 各类空气净化器滤网如何清洗，何种滤网须定期更换，请参看产品说明书。

（二）空气净化器其他部件的清洁维护

对空气净化器进行维护的操作包括：

1. 定期检查电源和电路是否损坏，保证用电安全。

2. 定期清洁维护时务必拔掉电源。

3. 定期清洁空气净化器机箱外部。空气净化器机箱外面可用柔软干布或干毛巾擦拭灰尘和污垢。进风口和出风口可用柔软干布或刷子清洁。切勿使用具有研磨性、腐蚀性或易燃性的清洁剂（例如漂白剂或酒精）清洁空气净化器。

4. 定期清洁空气净化器机箱内部。空气净化器机箱内部可用吸尘器和吹风机清理灰尘。

5. 清洁空气质量传感器。每 2 个月可用稍微浸湿的棉签擦拭清洁空气质量传感器。

（三）空气净化器清洁维护的注意事项

1. 切勿用水或任何其他液体或（易燃性）清洁剂来清洁产品，以免发生触电、火灾。

2. 切勿在产品周围喷洒杀虫剂或香水等任何可燃材料。

3. 切勿将产品直接放在空调下方，以防冷凝水滴到产品中。

4. 切勿在空气净化器上放置其他物品，防止与其他电器产生共振，也防止出风口被堵塞。

5. 一般空气净化器不能替代正常通风、日常吸尘以及在烹饪时使用的抽油烟机。

6. 雾霾天气时，使用空气净化器时需要关闭门窗。

7. 其他使用注意事项可参考产品说明书。

（四）空气净化器的贮存、运输和重新启用

1. 空气净化器不使用时，应清洁后装进包装盒，存放在通风干燥处，避免积尘、受潮等导致使用效率降低或仪器损坏。

2. 在搬运空气净化器时，如无特殊说明，可以倒置或水平放置。如含有精密设备，须按照产品说明书中的注意事项进行搬运。

3. 空气净化器长期停滞重新使用时，产品容易积累灰尘，要先清洗主机、进风口、排风口、空气质量感应仪等设备，再检查滤网是否受潮，最终检查电路安全性，才能重新启用。

第六节　空气净化器常见问题解答

一、空气净化器与空气消毒机的区别

很多人认为空气消毒机是空气净化器的高级版本，但两者并非一类产品。空气消毒机主要用于消毒杀菌，空气净化器主要用于净化空气，两者均能提高室内空气质量，但在定位、技术参数、适用标准和使用管理等多个方面存在差异。

（一）定位存在差异

空气消毒机为利用物理、化学或其他方法杀灭或

去除空气中病原微生物，达到消毒要求的电器，不以消除颗粒物或气态污染物为目的，主要用于医院、商场、学校等公共场所。空气净化器则主要去除一种或多种污染物（包括颗粒物、气态污染物、微生物等）的电器，用于提高空气清洁度，一般满足家庭需求。

（二）技术参数存在差异

空气消毒机利用物理（静电吸附、过滤技术和紫外线等）、化学（二氧化氯、臭氧、过氧化氢和过氧乙酸等）或其他方法（等离子体、光触媒等）消除病原微生物。为达到消毒效果，空气消毒机的滤网为高效滤材，有的空气消毒机还会增加生物溶菌酶，儿茶素等涂层。空气净化器则利用活性炭、负离子、光触媒、高效过滤等多种技术，吸附过滤各类污染物。空气净化器通常结合多种净化技术，利用风机吸入空气，再将过滤后的气体排出。

（三）适用标准存在差异

空气消毒机须符合 WS/T 648—2019《空气消毒机通用卫生要求》，要求空气消毒模拟现场试验中消毒机对空气中白色葡萄球菌的杀灭率应≥99.9%，空气消毒现场试验中消毒机对空气中的自然菌消亡率≥90.0%，以除菌效果为主要评价标准。空气净化器则须符合国家标准 GB/T 18801—2022《空气净化器》，净化器对颗粒物和气态污染物净化能效的实验值不应小于其标称值的90%，以净化颗粒物、气态污染物和微生物指标为标准。

（四）使用管理存在差异

空气消毒机消毒杀菌要求高，按照消毒产品进行管理，产品上市前须在相关主管部门进行备案，生产厂商须具备《消毒产品生产企业卫生许可证》和专业无尘车间。空气净化器在国内按照家电进行管理。

二、空气净化器存在二次污染

空气净化器可以净化污染物，但各类污染物在净化器内部富集，有可能再释放到室内空气中，形成二次污染。根据去除污染物的类型，空气净化器产生的二次污染物来自三个方面。一是过滤网富集的颗粒物等固态污染物，在空气净化器风机的作用下，可能会从滤网边框未紧密贴合处泄漏。二是当滤网通过物理吸附的气态污染物达到饱和状态时，可能会将滤网上的有害气体再次释放。三是滤网富集的微生物会大量繁殖并产生代谢产物，再次释放到空气环境中，影响使用者健康。此外一些主动净化式产品，比如光催化、负离子、静电集尘等产品，会产生一定浓度的臭氧，对人体造成一定的影响。

如何避免空气净化器造成的二次污染？首先要选购质量合格的净化器。不合格的净化器本身设计、材料、工艺都可能存在问题，正常使用有安全隐患，存在二次污染问题，且净化效果不理想。其次要及时更换各类滤网，既保证净化效率，又防止蓄积的污染物再次排放到空气中。

三、空气净化器存在噪声污染

空气净化器作为长时间或者夜间也使用的家电，噪声的大小与工作和健康生活密切相关。长时间接受噪声，可能影响工作效率，也会对心血管系统和神经系统产生副作用，导致心律失常、血压波动、头晕头痛和睡眠障碍等。

国家标准 GB/T 18801—2022《空气净化器》规定不同洁净空气量的空气净化器对应的噪声限值，比如洁净空气量≤300m^3/h，声功率级须≤61dB（A）；洁净空气量大于 300m^3/h 但小于等于 450m^3/h，声功率级须≤66dB（A）；洁净空气量＞450m^3/h，声功率级须≤69dB（A）。然而昼间和夜间城市居住环境分别大于 55dB（A）和 45dB（A）就可定义为噪声。许多空气净化器都设计了静音、睡眠等低噪声模式，在此模式下空气净化器噪声均值通常较低，一般小于 38dB（A）。但低噪声模式经常意味着低的净化效能，研究显示中高度污染时，静音睡眠模式的空气净化器不能使空气中颗粒物水平达到优级。

空气净化器须兼顾净化效率和噪声的产生，白天可以开启高功率，夜间可以开启静音睡眠模式，而且不应放在床边。至于具体空气净化器产生的噪声是否影响使用者的生活也要根据具体情况考量。此外，未正确摆放空气净化器，滤网、进风口和出风口堵塞，产品故障等原因都可能使空气净化器发出异常噪声。

四、空气净化器能提升空气质量

空气净化器可降低各种空气颗粒物、气态污染物和微生物，提高室内空气质量。北京取暖季，含有HEPA的过滤式净化器开启3小时可降低室内不同粒径的颗粒物浓度60%。空气净化器还可以在一定程度上去除甲醛等气态污染物，以及微生物和尘螨过敏原等。然而空气净化器各种净化指标的测量是在密闭$30m^3$测试仓中进行，要求环境温度为25℃±2℃，相对湿度为50%±10%。但是在现实生活中，室内面积不同、温度湿度不同、净化器摆放位置不同，以及是否开窗通风都与实际空气质量是否提高有关。

有调查研究了不同类型的空气净化器的性能。结果显示60余种空气净化器$PM_{2.5}$的CADR值平均为$196m^3/h$，最低为$2m^3/h$，最高为$430m^3/h$，不同净化器去除$PM_{2.5}$的CADR值差异大。近100种空气净化器甲醛的CADR值平均为$51m^3/h$，最低为0，最高为$278m^3/h$，其中60%的净化器甲醛CADR值低于$30m^3/h$。18种空气净化器TVOC的CADR值平均为$104m^3/h$，不同品牌净化器去除 TVOC 的 CADR 值差异大。此外，空气净化器去除苯和二甲苯的 CADR 均值分别为 $24m^3/h$ 和 $29m^3/h$，清除效果低于甲醛，而去除甲苯的效率可以忽略不计。

空气净化器还需启用一定时间才能提高空气质量，一般一天 3～4 小时，使空气充分交换。当重污染天气时，细颗粒物会通过门窗空隙进入房间，需要更长时间使用空气净化器才能达到理想效果。而当空气质量良好时，可以减少使用时间到 1～2 小时。如果室外空气质量优，可以选择开窗通风。具体空气净化器使用时间也需根据不同产品的性能和使用说明来确定。

五、空气净化器会产生臭氧

静电吸附式空气净化器、负离子空气净化器、光催化空气净化器和臭氧空气净化器在工作期间会产生臭氧。

由于臭氧的强氧化性，过高浓度的臭氧对人体健康有着危害作用。当臭氧吸入人体体内后，能够迅速转化为活性很强的自由基——超氧自由基。超氧自由基使不饱和脂肪酸氧化，从而造成细胞损伤，使得人的呼吸道上皮细胞在氧化过程中花生四烯酸增多，进而引起上呼吸道的炎症病变。但是空气净化器所产生的臭氧要达到一定的浓度才会对人体健康造成伤害。

GB/T 18883—2022《室内空气质量标准》规定臭氧浓度不能高于 160μg/m^3。我们所购买的净化器应符合 GB 18801—2022《空气净化器》中的规定，净化器有害物质释放量应满足 GB 4706.45—2008《家用和类似用途电器的安全——空气净化器的特殊要求》第 32 章和 GB 21551.3—2010《家用和类似用途电器的抗菌、除菌、净化功能——空气净化器的特殊要求》第 4 章中规定的要求。